レベルⅠ（胎児心臓スクリーニング）の流れ

➡詳しくは22頁

左右の確認

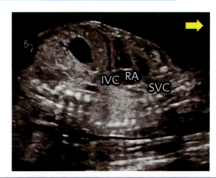

↓ 反時計方向に90度回転

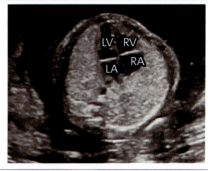

腹部断面

↓ 尾側にスライドさせる

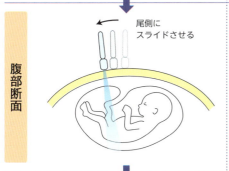

四腔断面

↓ 頭側にスライドさせる

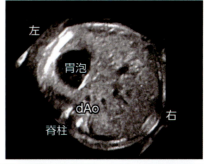

左右流出路

プローブの先端を頭側に傾ける / プローブの先端を尾側に傾ける

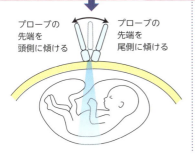

| 右室流出路 | 左室流出路 | 四腔断面 |

切り取り線

Ao：大動脈　dAo：下行大動脈　IVC：下大静脈　LA：左房　LV：左室　PA：肺動脈　RA：右房　RV：右室　SVC：上大静脈

レベルⅠ検査の流れ

➡詳しくは116頁

❶ 患者の右側に立ち，ベッドの高さを調整する．右手でプローブをもち，左手でエコー装置を操作する．

⬇

❷ 胎児の長軸断面を描出し，胎児の頭側が画面の右側にくるようプローブを操作する． ➡ **22頁**

⬇

❸ プローブを反時計方向に90度回転させ，胎児胸部の水平断面を描出する． ➡ **22頁**

⬇

❹ 水平断面で，胎児の左右を確認する．胎児の脊柱を時計の12時とすると，3時の方向が胎児の左側になる． ➡ **23頁**

⬇

❺ プローブを尾側にスライドさせ，胎児の腹部水平断面を確認する． ➡ **24頁**

⬇

❻ 腹部水平断面で，胃が胎児の左側（3時方向）にあることを確認する． ➡ **24頁**

⬇

❼ プローブを頭側にスライドさせ，心尖が胃と同じ左側にあることを確認する． ➡ **24頁**

⬇

❽ プローブを胎児の頭側にスライドさせ，四腔断面像を描出する． ➡ **26頁**

⬇

❾ 四腔断面からプローブを胎児の頭側に傾け，後方の左心室から大動脈が起始することを確認する．
さらにエコーの断面を胎児の頭側に傾け，前方の右心室から肺動脈が起始することを確認する． ➡ **27頁**

⬇

❿ 大動脈と肺動脈が交差する（spiral）ことを確認する． ➡ **27頁**

⬇

⓫ 不明な点があれば担当医の確認を依頼する．

ガイドラインに基づく 胎児心エコーテキスト スクリーニング編 第2版 綴込付録［金芳堂］

ガイドラインに基づく

胎児心エコーテキスト

スクリーニング編

第2版

監修

稲村 昇
近畿大学医学部小児科学教室
日本胎児心臓病学会理事

推薦

日本胎児心臓病学会

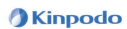

監修

稲村 昇　　近畿大学医学部小児科学教室

執筆（五十音順）

石井 陽一郎　大阪母子医療センター小児循環器科
稲村 昇　　　近畿大学医学部小児科学教室
今岡 のり　　近畿大学医学部小児科学教室
金川 武司　　国立循環器病研究センター産婦人科
河津 由紀子　福山市民病院小児科
渋谷 和彦　　東京都立小児総合医療センター循環器科
瀧聞 浄宏　　長野県立こども病院循環器小児科
堀米 仁志　　茨城県立こども病院小児循環器科
前野 泰樹　　聖マリア病院新生児科

推薦のことば

　胎児心臓病診療は人格の最も早い段階 "Episode 0" に関わる医療です．この考え方の根底にある "Fetus as a Patient" という概念は 1993 年の宣言を経て，私たち医療者にとってあたりまえの考え方となりました．「胎児は患者として扱われるべきである」というこのコンセプトのもと，胎児の心臓に対する診療はこの 10 年で大きな進歩を見せています．その，一翼を担ったのは機器の進歩です．胎児心臓病の診断に欠かせない超音波検査機器はより精細な胎児心臓の観察を可能にしました．つまり，見えなかったものが見えるようになったのです．見えなかったものが見えてくるようになった時，私たちに求められることはより多彩で，高度なものとなってきています．

　本書は胎児心臓が良く見えるようになった時代に私たちが持っておかなくてはならない技術，知識を余すところなく伝える素晴らしいものです．教科書であり，専門書であり，研究の書でもあります．一方で技術解説書でもあり，極めて practical な使い方もできる，胎児心エコーに関する万能の書であると言えます．機器の設定，プローブの持ち方から始まり，基本的な操作方法や検査の手順へと，初学者には丁寧な説明となっており，また，エキスパートにとっても，つい疎かになっていた基本を再確認させてくれる構成になっています．動画とリンクした美しく豊富な画像は日々の臨床での素晴らしいリファレンスになることでしょう．読者の職種，経験にかかわらず，それぞれの現在地からどのようにでも役立てることができる本書は，まさに胎児心エコーに関する万能の書です．

　さらに特筆すべきこととして，本書にはただ技術的なことだけでなく，胎児心臓病の診療に携わるものが知っておかなくてはならない基本的知識背景の記述に多く割かれています．このことは，とても重要なことです．それは，本書に書かれている様々な技術的内容がなぜ大切なのか，必要なのかを教えてくれるからです．私が最も大切にしている「目的を持った検査」を実践する上で大きな助けとなるものです．

　一般社団法人 日本胎児心臓病学会は 2006 年に胎児心エコー検査ガイドラインを発刊しました．さらに 2021 年には第 2 版でその内容をアップデートし，より充実したものとしました．本書はそれに則しており，ガイドラインの理解をより深めるためには必須の書です．監修者の稲村昇先生は長くトップランナーとして，この分野を引っ張ってこられました．胎児心臓病に対するその眼差しが強く反映された本書には，さらに，多くの素晴らしい専門家が執筆者として名を連ねており，学会が自信を持って推薦する学会公認の書です．ぜひ，お手に取っていただきたいと思います．胎児心疾患を有する患者様とそのご家族により良い医療を提供する手助けになることと確信するものです．

令和 6 年 10 月

一般社団法人 日本胎児心臓病学会　理事長

吉松　淳

第2版の発刊にあたって

この度,「ガイドラインに基づく 胎児心エコーテキスト スクリーニング編」第2版を出版させていただけることになりました. 日本胎児心臓病学会の「胎児心エコー検査ガイドライン」は 2006 年に作成され 2021 年に第2版が出版されました.

本書のコンセプトは日本胎児心臓病学会ガイドラインをよりわかりやすく日常診療に役立つように解説することです. このため,第一に "**見えるガイドライン**" を目的にしました. 私が大阪府立母子医療センターから使用している心臓イラストをふんだんに使用しております. 解剖学的な解説よりまずは心臓のイラストを見ていただき,先天性心疾患に慣れ親しんでいただきたいと考えます. 次に,本書は "**動くガイドライン**" を目的としています. このためたくさんの動画を編集いたしました. わかりやすいように基本断面に沿った鮮明な動画を注釈入りで編集しました. このイラストと動画を見ていただければガイドラインがより親しみやすくなると思います.

「胎児心エコー検査ガイドライン 第2版」では,three-vessel view,カラードプラもスクリーニングに取り入れることが推奨されています.「ガイドラインに基づく 胎児心エコーテキスト スクリーニング編 第2版」も本家のガイドライン改定に基づき three-vessel view,カラードプラを強化しました. さらに,日常診療で迷われることの多い心室中隔欠損,大動脈弓についても追加しました.

各セクションは胎児心エコーのエキスパートの先生に執筆していただきました. 各エキスパートにはポイントを箇条書きにしていただいておりますので,長文を読み解く必要が無く,要点がすぐに吸収できるように構成してあります. このため,超音波検査技師の方から産科医,小児科医の方まで広く愛用できる内容に仕上がっております.

最後になりますが,本書の趣旨に沿って執筆いただきましたエキスパートの先生方と,本書を推薦いただきました日本胎児心臓病学会の皆様に御礼申し上げます.

令和6年10月

近畿大学医学部小児科学教室
一般社団法人 日本胎児心臓病学会 理事
稲村 昇

目次

I 胎児心エコー検査ガイドライン
........................[稲村 昇] 1

1 レベルIとレベルIIの内容 2

2 クリニカル・クエスチョン 4

II 心エコー装置の設定と機能
........................[稲村 昇] 7

1 装置の選択 8

2 プローブ 9
- 1 プローブを選ぶ 9
- 2 プローブを置く 10
- 3 プローブの持ち方 10
- 4 プローブの動かし方 11

3 装置の設定 13
- 1 周波数 13
- 2 ゲイン，ダイナミックレンジ 14
- 3 フレームレート 15

4 装置の機能 16
- 1 ズーム 16
- 2 パーシステンス 17
- 3 コマ送り 17
- 4 カラー機能 18

5 初期設定のプリセット 19

III レベルIスクリーニング
.... 21

1 撮り方 ....[今岡 のり] 22
- 1 左右の確認 22
- 2 腹部断面 24
- 3 四腔断面 26
- 4 左右流出路 27

2 基本断面の観察ポイント ....[堀米 仁志] 28
- 1 心臓の位置・軸 28
  - 1.1 心臓の位置 28
  - 1.2 心臓の軸 30
- 2 心臓の大きさ 31
- 3 左右のバランス 35

3 基本断面の異常 ....[河津 由紀子] 38
- 1 左右・腹部断面の異常 38
  - 1.1 胃の位置の異常 38
  - 1.2 胃泡と心尖の位置 39
  - 1.3 心尖の向きの異常 39
- 2 四腔断面の異常 40
  - 2.1 心臓位置 (cardiac position) の異常 40
  - 2.2 心臓軸 (cardiac axis) の異常 41
  - 2.3 心臓の大きさの異常 41
  - 2.4 心内構造の左右差の異常 43
  - 2.5 心房・心室中隔の異常 45
- 3 流出路の異常 46
  - 3.1 大血管の位置の異常：大血管転位 46
  - 3.2 大血管の径の太さの異常：ファロー四徴症 47

4 three-vessel view ....[瀧聞 浄宏] 48
- 1 正常断面の描出 48
- 2 three-vessel view の異常 51
  - 2.1 大血管転位 51
  - 2.2 修正大血管転位 53
  - 2.3 大動脈縮窄 54

IV 大動脈弓

[稲村 昇] 55

1 大動脈弓の描出 ... 56

2 大動脈弓異常のスクリーニング ... 57

1 右側大動脈弓 ... 57

2 大動脈縮窄 ... 57

2.1 四腔断面 ... 57

3 大動脈弓離断 ... 57

4 血管輪 (vascular ring) ... 58

4.1 四腔断面像 ... 58

4.2 three-vessel trachea view ... 58

V 心室中隔欠損

[稲村 昇] 59

1 心室中隔欠損の描出 ... 60

1 四腔断面像 ... 60

2 左室流出路像 ... 61

3 カラードプラ ... 61

2 心室中隔欠損のスクリーニング ... 62

1 M モード法 ... 62

2 右室流出路からの診断 ... 63

VI 胎児不整脈

[前野 泰樹] 65

1 M モード法による不整脈の記録方法 ... 66

1 M モード法による記録方法 ... 66

2 期外収縮 ... 68

1 心房期外収縮 (PAC) ... 68

2 心室期外収縮 (PVC) ... 69

3 動脈ドプラ波形による心拍の間隔からの PAC と PVC の鑑別 ... 70

4 対応方法 ... 71

3 胎児徐脈 ... 72

1 診断基準 ... 72

2 胎児徐脈時の観察項目 ... 72

3 完全房室ブロック ... 73

4 抗 SSA 抗体陽性母体の管理 ... 74

5 2：1 房室ブロック ... 74

6 洞性徐脈 ... 74

4 胎児頻脈性不整脈 ... 75

1 診断基準 ... 75

2 胎児頻脈時の観察項目 ... 75

3 上室頻拍 ... 76

4 心房粗動 ... 77

5 心室頻拍 ... 77

6 対応 ... 77

VII 心機能評価

[石井 陽一郎] 79

1 心室の統合機能評価 ... 80

1.1 心拍出量 ... 80

1.2 Tei index ... 80

1.3 中心静脈圧評価 ... 81

2 心室収縮機能評価 ... 82

2.1 心室内径短縮率 ... 82

2.2 dP/dt ... 82

3 心室拡張機能評価 ... 83

4 胎児心不全の予後評価 ... 83

VIII 胎児心エコーに必要な基礎知識 ... 85

1 胎児循環と新生児循環 〔渋谷 和彦〕 86
- 1 胎児循環の特徴 ... 86
- 2 胎児循環の短絡部位と大動脈峡部 ... 86
  - 2.1 動脈管 ... 87
  - 2.2 静脈管 ... 88
  - 2.3 卵円孔 ... 88
  - 2.4 大動脈峡部 ... 88
- 3 胎児循環から新生児循環への移行 ... 90
- 4 先天性心疾患が出生後に急変する理由 ... 91
  - 4.1 動脈管依存性心疾患 ... 92
  - 4.2 卵円孔依存性心疾患 ... 95
  - 4.3 静脈管依存性心疾患 ... 97
  - 4.4 肺血管抵抗低下により悪化する疾患 ... 98
  - 4.5 胎盤から離脱が困難な疾患（胎盤依存性疾患） ... 99

2 先天性心疾患の発生頻度 〔渋谷 和彦〕 100
- 1 先天性心疾患の発生原因 ... 100
- 2 先天性心疾患の発生頻度 ... 100
- 3 先天性心疾患のスクリーニング ... 102

3 ハイリスク妊娠 〔金川 武司〕 105
- 1 家族歴 ... 106
  - 1.1 同胞・両親に先天性疾患 ... 106
  - 1.2 先天性心疾患と関連が強いと考えられている症候群 ... 106
- 2 母体疾患 ... 106
  - 2.1 糖尿病 ... 106
  - 2.2 膠原病（シェーグレン症候群，全身性エリテマトーデス）... 107
  - 2.3 フェニルケトン尿症 ... 107
- 3 妊娠中の teratogen の曝露 ... 108
  - 3.1 薬剤 ... 108
  - 3.2 感染症 ... 110
  - 3.3 放射線 ... 110
- 4 胎児異常 ... 110
  - 4.1 子宮内胎児発育不全 ... 110
  - 4.2 discordant twin ... 110
  - 4.3 nuchal translucency 陽性 ... 111
  - 4.4 胎児不整脈 ... 112
  - 4.5 心外形態異常・胎児染色体異常 ... 113

IX 検査手順と報告書 〔河津 由紀子〕 115

1 検査手順 ... 116
- 1 レベルIの対象，回数と時期 ... 116
- 2 患者入室前 ... 116
- 3 検査開始前 ... 116
- 4 検査の手順 ... 117
- 5 検査終了後 ... 118

2 報告書 ... 119
- 1 報告書の構成 ... 119
- 2 報告書作成のポイント ... 120

索引 ... 122

エコー動画をインターネットで閲覧できます！

本文の説明・図に対応・関連した動画〔本文では動画マーク 動画◀ を付けています〕を本書の特設サイトにて公開しております．以下の方法にてご覧いただけます．

①下記の URL にアクセスしてください．

　　https://www.kinpodo-pub.co.jp/fecho1v2/

　　（右の QR コードもしくは弊社ウェブサイトからもアクセスできます）

②画面の表記にしたがって付録動画サイトにお進みください．

　　シリアルコードは下記の 8 桁の半角数字です．
　　61954863

I

胎児心エコー検査
ガイドライン

2 Ⅰ 胎児心エコー検査ガイドライン

1 レベルⅠとレベルⅡの内容

- 胎児心エコー検査ガイドライン第2版が2021年に発行された.
- 第2版は日本胎児心臓病学会ホームページからダウンロードできる.
  ‣ https://www.jsfc.jp/guidelines
- ガイドラインの第1版から,胎児心エコー検査をスクリーニング（レベルⅠ）と精査（レベルⅡ）に分類している（**表1**）.

表1 **レベルⅠ,Ⅱの検査内容**

	レベルⅠ	レベルⅡ
名称	胎児心臓スクリーニング	確定診断
対象	すべての妊娠	精査が必要と認められた妊娠
検査者	主に産科医,検査技師	胎児心エコー認証医
観察部位	胎児の左右の確認 腹部断面 四腔断面 左右流出路 （three-vessel view, three-vessel trachea view を連続的に観察する）	レベルⅠの部位に加えて 　three-vessel view 　three-vessel trachea view 　ductal arch 　aortic arch

- レベルⅠは産科医によるスクリーニング,レベルⅡは胎児心エコー認証医による確定診断と位置付けられている.
- ガイドラインの第2版では,レベルⅠに「three-vessel view（3VV）や three-vessel trachea view（3VTV）まで,広い範囲を観察することが勧められる」と記載し,「**連続的に観察する**」を加えた.

1 レベルⅠとレベルⅡの内容　3

図1　レベルⅠ, Ⅱの観察部位の違い

AA：大動脈弓
Ao：大動脈
DA：動脈管
dAo：下行大動脈
LV：左室
M：胃泡
MPA：主肺動脈
PA：肺動脈
RV：右室
SVC：上大静脈
V：脊柱

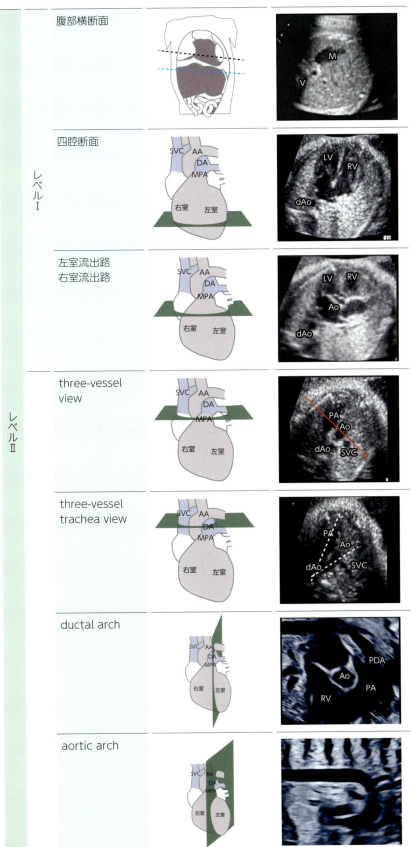

2 クリニカル・クエスチョン

- 検査の内容で推奨される根拠を解説するために，ガイドライン第2版では4つのクリニカル・クエスチョン（clinical question：CQ）を取り入れた.
- CQと一般向けサマリーは以下のように記載されている[1].

CQ1：カラードプラは胎児心臓病のスクリーニング／診断に有効か

【一般向けサマリー】

　カラードプラ法は，超音波検査に用いられる技術の一つで，心臓血管における血流の方向を可視化することができます．現在多くの超音波機器でカラードプラ法を行うことができるようになっています．

　本ガイドラインでは，「カラードプラ法が胎児心臓病のスクリーニング／診断に有効か？」という観点から知見を整理し，推奨を作成することとしました．

　結論は以下のようにまとめられました．

①カラードプラ法は胎児心疾患の検出率向上に有用である．

②カラードプラ法は胎児心臓超音波検査において，心血管構造の描出率向上に有用である．

　また，従来の超音波法では所見が軽微であって，カラードプラ併用にて初めて所見が明らかになる疾患も多く知られています．

　以上より，カラードプラ法を胎児心臓病のスクリーニング・診断に用いることを推奨します．実際には，使用可能な機器の状況や検査者の技量などの条件を考慮しながら，可能な範囲で積極的に活用することが望ましいと考えます．

CQ2：Three-vessel trachea view（3VTV）は胎児心臓病のスクリーニング／診断に有効か

【一般向けサマリー】

　3 vessel trachea view（3VTV）とは肺動脈（動脈管）・大動脈・上大静脈に加え気管が同一平面に描出される画像であり，4 chamber view（4CV）と言われる四腔断面からプローベを胎児の頭側へ平行移動もしくはプローベを尾側へ傾けることで描出することができます．比較的容易に描出することが可能ですが，胎児心疾患のスクリーニングや診断においてその有用性はまだ明らかにはされていません．これまでに，3VTVの役割や有用性についていくつかの研究が行われていますが，本ガイドラインでは「3VTVはスクリーニング／診断に有効か？」という観点から知見を整理し，推奨を作成することとしました．

　結論として，胎児心疾患のスクリーニングにおいて，基本断面に3VTVを加えることで，スクリーニング率が上昇することが示唆されました．また，診断確定において

3VTV から得られる疾患特異的なマーカーを用いることで診断率が上がる可能性も示唆されました.

以上より,「胎児心疾患のスクリーニング / 診断において 3VTV を用いる」ことのエビデンスは「弱い」ものの,用いることを強く推奨することと結論付けました.

CQ3：3D/4D 画像は胎児心臓病のスクリーニング / 診断に有効か

【一般向けサマリー】

胎児エコー検査は通常は 2D（二次元）画像で行いますが,最近は妊婦検診を行う施設で 3D（三次元）,4D（四次元）画像が描出可能な超音波機器が広く普及しています. 主に胎児の顔や体を立体的に観察するために使用されていますが,胎児の心臓についても STIC 法と呼ばれる胎児の心臓のために開発された方法により簡単に 3D/4D 画像が得られ胎児心臓病のスクリーニングや診断に使用されることがあります.

本ガイドラインでは「3D/4D 画像は胎児心臓病のスクリーニング / 診断に有効か？」という観点から知見を整理し,推奨を作成することとしました.

結論としては,現時点で 3D/4D 画像は 2D 画像とくらべて胎児の心臓病が見つけやすいとは言えず,3D/4D 画像を単独で胎児心臓病のスクリーニング / 診断に用いることは推奨できません. しかし,胎児心臓病のスクリーニング / 診断に 3D/4D 画像を利用するデメリットは検査時間が 10 分程度長くなるのみで,2D 画像に 3D/4D 画像を追加することで胎児心臓病の検出率の上昇が期待できることから,胎児の動きや向き,検査者の技量などにより検査精度が大きく変化することを理解した上で,2D 画像検査を受けたうえで 3D/4D 画像検査を,適切な範囲で使用を追加することが望ましいと考えます.

CQ4：パルスドプラ心エコーは胎児不整脈の診断に有効か

【一般向けサマリ】

胎児不整脈は周産期管理により児の予後が左右されるため,正確な診断が必要になります. 電気的評価である胎児心電図や胎児心磁図を除くと,胎児心エコーが広く普及した診断法になります. 胎児心エコーの M モード法に比べると,パルスドプラ法は手技の習熟性を要するため,どのくらいのエビデンスレベルで推奨したらよいか議論するために「パルスドプラ心エコーは胎児不整脈の診断に有効か」という観点から知見を整理し推奨を作成しました.

エビデンスを統計学的に評価するための文献はないので,厳密にはパルスドプラ法の有用性を断定できません. しかし,パルスドプラ法は現実的にはすでに広く普及している手法であること,QT 延長症候群の検出率に寄与する可能性があること,不整脈診断が適切な周産期管理や予後につながることを鑑みると,M モード法に加えパルスドプラ法をおこなうことを提案します.

参考文献　1）　日本胎児心臓病学会，日本小児循環器学会．日本小児循環器学会　胎児心エコー検査ガイドライン（第2版）．日本小児循環器学会雑誌 37（suppl）：S1.1-57, 2021.

II

心エコー装置の
設定と機能

8 　II　心エコー装置の設定と機能

1 装置の選択

- レベルI（胎児心臓スクリーニング）は妊婦検診を行う産科医師もしくは医師から指示された超音波検査技師が主に行う検査である.
- このため，超音波装置は一般妊婦検診に使用するもので十分である.
- しかし，カラードプラをレベルIスクリーニングに加えることで胎児心臓のスクリーニングが向上するのでカラードプラを含めた心臓用の設定が必要である.

Ⅱ 心エコー装置の設定と機能

2 プローブ

1 プローブを選ぶ

- 超音波プローブ（図1）は，セクタ型よりもコンベックス型プローブの方が解像度がよい．
- コンベックス型プローブは，腹部エコーによく用いられるプローブで，深いところまで幅広い観察ができる．
- セクタ型プローブは，肋間のような狭いところから内部を広く観察できるので，心臓でよく用いられる．しかし，深い部分ではビームが広がってしまうので画像が荒くなる（図2）．
- 胎児の心臓は小さく，母体の腹壁より離れた深いところにあるため，コンベックス型プローブが使用されることが多い．

図1 プローブ

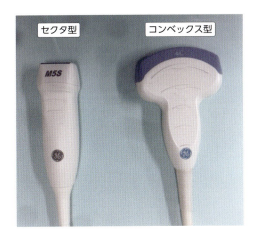

図2 各プローブの走査線
セクタ型は深部になるほど走査線の間隔が広がる．

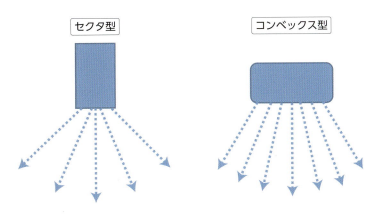

2 プローブを置く

手順
① 妊婦を仰臥位にして腹部にプローブを置く．
　▶はじめに胎児の位置と向きを知ることが重要である．

② 妊婦の腹部でプローブを滑らせ，胎児の頭部，胸部，腹部を確認する．

③ 胎児の長軸の確認ができたら，次に，胎児の長軸でプローブを左右に動かすことで胎児の下行大動脈や脊柱を観察する．

ワンポイントアドバイス
- 妊娠週数によって胎児の大きさが異なる．週数が早いと，胎児は小さく母体の腹部下方にありプローブの操作に苦労する．満期に近くなると，胎児は大きくなるが羊水が少なくなり，明瞭に描出できない．
- 描出に最も苦労するのは，肥満の強い妊婦である．厚い腹壁の脂肪のため明瞭な画像が描出できない．このような状況でも臍の周りは脂肪が少ないので，臍の上にプローブを置いて観察する．臍を中心にビームを動かすように操作すれば，少しでも明瞭な画像が描出できる．

3 プローブの持ち方

- 胎児心エコー検査では，胎児の小さい心臓を細かくスライスして基本断面を描出しなければならない．
- 基本断面の描出には，プローブを細かく移動させる操作が要求される．プローブの移動が大きいと必要な基本断面を連続して描出できない．
- プローブを持つ時は，図3のように手首か余っている指を妊婦の腹部に密着させ，プローブが大きく動かないようにする．

図3　プローブの持ち方
手首か余っている指を妊婦の腹部に密着させる（矢印）．

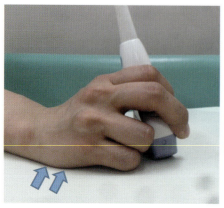
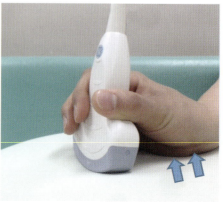

4 プローブの動かし方

- プローブの操作は，①プローブを回す，②スライドする，③傾ける，に分かれる（図4）．
  ①プローブを回す操作は，プローブが妊婦の腹壁と垂直に接している面（点）が変わらないよう（プローブの中心の軸がぶれないように）に回転させる．
  ②プローブをスライドさせる操作は，プローブと妊婦の腹壁のなす角度が変わらないように移動させる．
  ③プローブを傾ける操作は，回す操作と同様に，プローブが妊婦の腹壁と垂直に接している点が変わらないように，ビームの角度が少しずつ変化するように傾ける．手首を妊婦の腹部に密着させ，指でプローブを動かすことで，プローブの細かな移動が可能となる．

図4　プローブの動かし方
①回す，③傾けるの操作をする時は，妊婦の腹壁との接点（○）が動かないように操作する．
②スライドする操作は，腹壁と接する角度を保ちながら移動させる．

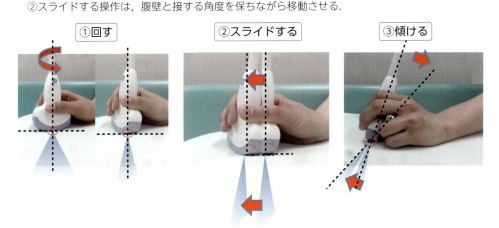

> **ワンポイントアドバイス**　プローブの動かし方をどのように表記するのか？（図5，図6）
> - 小児の心エコー検査では，プローブの動かし方を表記する時，「小児の頭方向，足の方向に傾ける・スライドする」と小児をランドマークにして表記される．
> - 胎児心エコーも同様で，妊婦ではなく胎児をランドマークにして表記される．
>   ▸ プローブを胎児の長軸方向にスライドさせる時（図4②）は，「胎児の頭側（尾側）にスライドする」と表記する．
>   ▸ プローブを胎児の左右方向にスライドさせる時は「胎児の右側（左側）にスライドする」と表記する．
>   ▸ プローブを傾ける時（図4③）は，「胎児の頭側（尾側）に傾ける」と表記する．
>   ▸ しかし，プローブを回す時（図4①）は，検者を中心に「時計方向・反時計方向に回す」と表記する．

12　Ⅱ　心エコー装置の設定と機能

図5　プローブをスライドする
胎児の頭側がどの側になるかは，被験者によって異なるため，まずは胎児の位置・向きを把握することが重要になる．

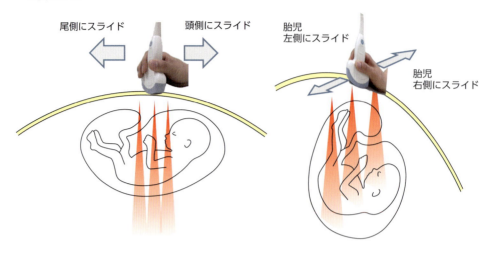

図6　プローブを傾ける
プローブを傾ける方向はプローブ先端を胎児の頭側・尾側に傾けると表記する．

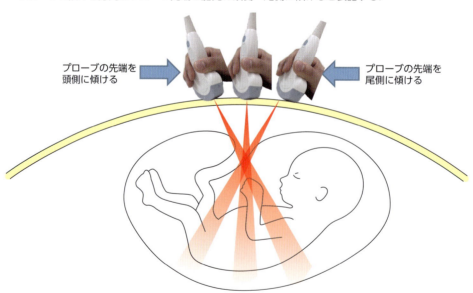

II 心エコー装置の設定と機能

3 装置の設定

1 周波数

- 周波数とは，エコープローブから発信される超音波の数である（図1）．
- 周波数が高いと，画像は鮮明になるが，減衰しやすくなり深部の観察ができない．
- 周波数が低いと，画像は粗くなるが，深部の観察が可能である．
- 妊娠20週前後では，母体腹壁から胎児心臓までの距離が近く，心臓が小さいので，高周波数（5〜7.5 MHz）のプローブを選択する．
- 妊娠30週以降では，母体腹壁から胎児心臓までの距離が遠いので，低周波数（3.5〜5 MHz）のプローブを選択する．

図1 周波数
在胎30週の胎児四腔断面．周波数が高い3.2MHzでは画像が細かい．2.5 MHzでは画像が粗い．

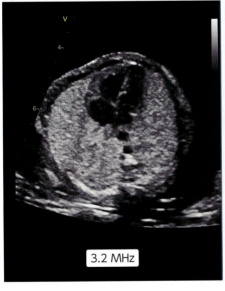 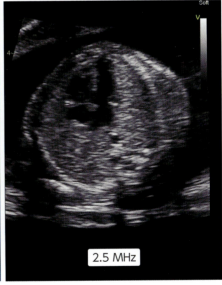

2 ゲイン，ダイナミックレンジ

- ゲインとは，超音波画像全体の信号レベルを変化させ，明るい画像／暗い画像を構築する機能のことである（図2）．
- ダイナミックレンジとは白黒画像の濃淡を調整する設定で，心内膜と心筋の境界を明瞭にするのに効果的である．
- 心腔内が黒く抜け，心内膜面が明瞭に描出できるように調節する．

図2 ゲイン 動画
オーバーゲインは心腔内が黒く抜けていない．
最適なゲインは心腔内が黒く抜け，心内膜面が明瞭に描出される．アンダーゲインは心内膜面が明瞭ではない．

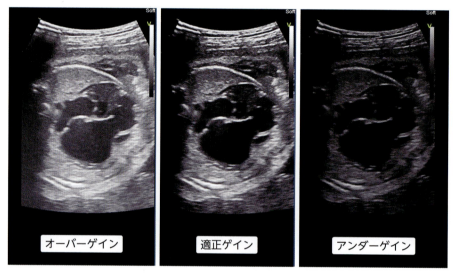

3 フレームレート

- フレームレートとは，1秒間に撮影される画像の枚数である（図3）．
- フレームレートが高いほどリアルタイムに優れる．つまり，動くものを対象とする時はフレームレートを高くする方がスムースな画像になる．
- 胎児の心拍数は100〜150と成人の倍であるので，より高いフレームレートが望ましい．60〜80でスムースな画像になる．
- 最近の胎児心臓用のエコー装置ではフレームレートは100位まで設定できる．
- depthを浅くする，視野幅を狭くする，ズーム機能を使うことでもフレームレートが上がり，よりきれいな画像が撮れる．

図3 フレームレート 動画
フレームレートの低い動画像（左：9 Hz）は動画像が粗く，房室弁の動きがぎこちない．
フレームレートの高い動画像（中：65 Hz）は動画像が細かく，房室弁の動きがスムースである．
最近の胎児心臓用のエコー装置の，さらにフレームレートが高い動画像（右：114Hz）．妊娠中期の心臓も細かく描出できる．

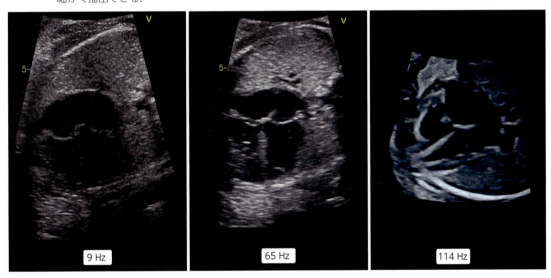

II 心エコー装置の設定と機能

装置の機能

1 ズーム

- 小さい心臓を内部まで細かく診断するには，ズーム機能（図1）を利用し心臓を拡大する．
- ズーム機能を使うとフレームレートも高くなるため，きれいな画像が撮れる．

図1　ズーム 動画
右図のようにズーム機能を使用することで，内部が細かく観察できる．
フレームレートが 34 Hz から 66 Hz になり，よりスムースな画像になる．

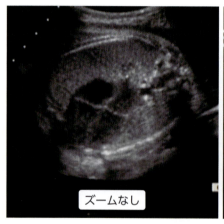
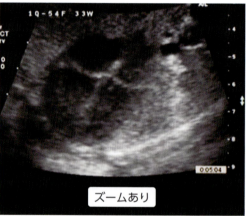

2 パーシステンス

- パーシステンスとは，画像の重ね合わせのことをいう（図2）．パーシステンスが高いと画像が鮮明になるが，動画像では画像に残像がのこり，かえって鮮明さがなくなる．
- 心臓の観察には動きが重要であるので，パーシステンスはオフにする．

図2 パーシステンス 動画
左図のようにパーシステンスを使用すると静止画像は鮮明になるが，動画で見ると画像のキレが悪い．

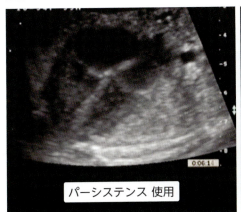
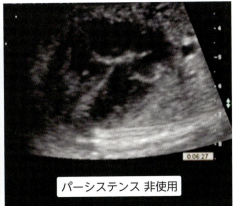

3 コマ送り

- 心臓は細かく動く臓器であるので，動いたままでの観察は十分ではない．
- フリーズさせた後に，コマ送り機能やスロー再生機能を使って，一枚一枚細かく観察する．
- 特に収縮末期，拡張末期を観察することは重要である．

4 カラー機能

- カラードプラをレベルⅠ（胎児心臓スクリーニング）に加えることで胎児心臓のスクリーニングが向上する．
- 胎児の心臓でカラードプラが必要となるのは，弁逆流と肺静脈を確認する場合である．
- 弁逆流の確認には，一般妊婦健診で使用する二色表示では血流の方向しか確認ができないので，多色表示（分散モード）が適当である（図3）．
- 肺静脈の確認には，遅い流速の血流が描出できるように速度レンジを20〜30 cm/secに落とすか，パワードプラを使用するとより鮮明に表示できる（図4）．

図3　弁逆流 動画

速度レンジ59 cm/secのカラードプラで房室弁流入血を観察する．
左図は関心領域（ROI）が大きく流入血が明瞭ではない．
右図は関心領域（ROI）を小さくすることでフレームレートが上がり流入血を明瞭に確認できる．

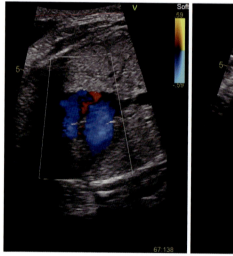
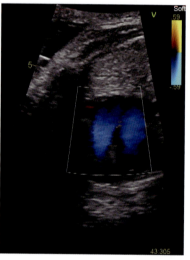

図4　肺静脈 動画

速度レンジ59 cm/sec（左図）のカラードプラでは肺静脈は確認できない．
速度レンジ30 cm/sec（右図）のカラードプラでは肺静脈が確認できる．

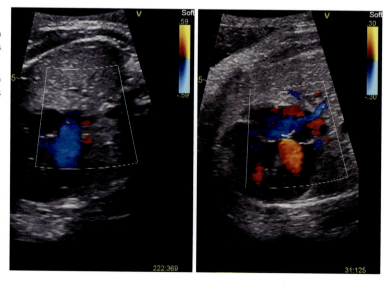

Ⅱ 心エコー装置の設定と機能

5 初期設定のプリセット

- 小さくて速く動く胎児の心臓を観察するためには，胎児心臓用の特別な条件設定が必要となる．
- 胎児心臓の観察に適した条件をあらかじめ設定し入力（preset）しておく．

ワンポイントアドバイス

- レベルⅠ（胎児心臓スクリーニング）に使用する超音波装置は，一般に妊婦検診に使用しているもので十分である．しかし妊婦検診で必要とされる超音波装置の設定と胎児の心臓のように細く動く心臓を観察する設定は異なる．
- あらかじめ胎児心臓用プリセットの設定を保存しておくと，一般検診とレベルⅠの切替が円滑に行えるので便利である．胎児心エコー検査時に素早く周波数やフレームレートが変更できる．
- 初期設定で重要な項目はフレームレートで，最低でも60Hz以上は欲しいところである．画格を小さくすること，Zoom機能を使用することでフレームレートを上げることができる．ゲインやパーシステンスは，各自の好みで決定したらよい．
- 最近の超音波装置は，最適のフレームレートや深度，さらにカラー速度レンジを提供できるプリセットが既に搭載されており，初めから使用者がプリセットを設定する必要は無くなっている．
- しかし，検査中に使用者が自分で好みの設定に変えてしまうとせっかくのプリセットが上書きされてしまう．プリセットの設定や変更は超音波装置のメーカーに相談して変更することをお勧めする．

Ⅲ

レベルⅠスクリーニング

Ⅲ レベルⅠスクリーニング

1 撮り方

1 左右の確認

- 胎児の左右を確認することは，胎児心臓を診断する過程で重要である．

手順

① 胎児の長軸断面（胎児の矢状断面）を描出する．胎児の頭側が画面の向かって右側にくるようプローブを操作する（図1 ⓐ）．

② ①で描出できたところでプローブを反時計方向に90度回転させる．この操作で胎児胸部の水平断面が描出できる（図1 ⓑ）．
  ▶ この画面は胎児の水平断面を頭側から見下ろしていることになる．

図1 胎児左右の確認 ［動画］
画面右側が胎児の頭側になるようにプローブを操作する（黄矢印）．
IVC：下大静脈　LA：左房　LV：左室　RA：右房　RV：右室　SVC：上大静脈

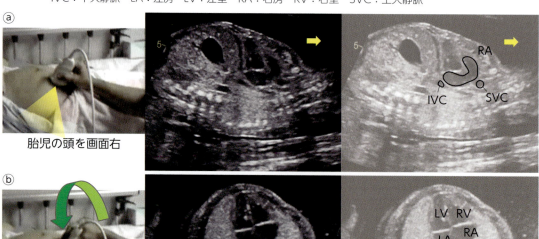

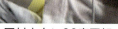
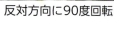

ワンポイントアドバイス　胃泡のある側が左ではない．内臓逆位や無脾症，多脾症といった内臓と心臓の位置が異なる疾患がある．このような疾患には心奇形の合併が高くなる．

③ ②で描出した胎児の水平断面で胎児の左右を確認する．胎児の脊柱を時計の 12 時とすると，3 時の方向が胎児の左側になる（図2）．

図2 胎児胸部の水平断面と時計の 3 時方向

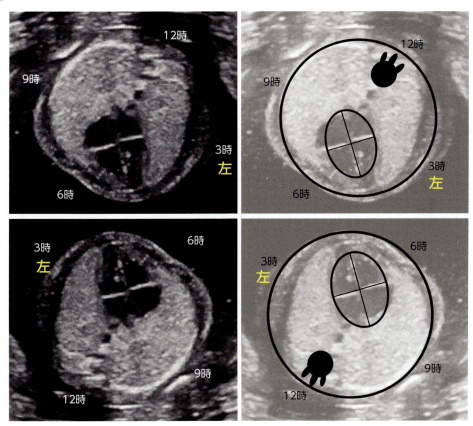

2 腹部断面

手順

① 続いて，胎児胸部の水平断面からプローブを尾側にスライドさせて，胎児の腹部の水平断面を確認する．
▶ 腹部断面では，まず胃が胎児の左側にあることを確認する．
▶ 下行大動脈が脊柱の左，下大静脈が脊柱の右にあることを確認する（図3）．

図3 腹部の水平断面での確認内容

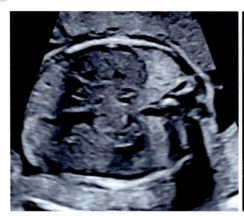
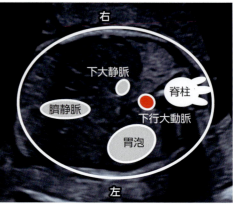

② 次に，プローブを胎児頭側にスライドさせて，心臓が胃と同じ左側にあることを確認する（図4）．
▶ 胃が右側にある場合や，胃と心臓が同じ方向になかった時は心疾患が疑われる．その時はレベルII（心精査）が必要である．

図4 腹部断面から四腔断面の描出［動画］
ⓐ腹部断面からプローブを胎児頭側にスライドさせると，ⓑ四腔断面になる．
胃泡と心尖は同じ左側にある．

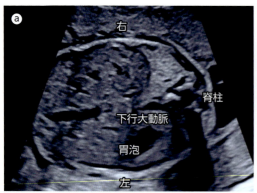
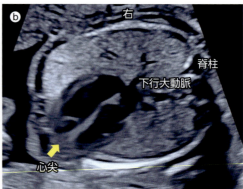

> **ワンポイントアドバイス**
> - 腹部断面では，下行大動脈が脊柱の左にあることを確認する．下行大動脈が脊柱の右側にある時は右側大動脈弓が疑われる（図5）．
>   ▸ 右側大動脈弓は正常胎児では約0.4%に見られる．
>   ▸ 右側大動脈弓の60〜70%に心疾患が合併する．
> - 右側大動脈弓は高率に心疾患を合併するため，右側大動脈弓の診断は先天性心疾患のスクリーニングに有用である．

図5 右側大動脈弓と下行大動脈の位置
正常胎児の四腔断面では下行大動脈は脊柱の左に位置するが，ファロー四徴症・右側大動脈弓では下行大動脈は脊柱の右に位置する．

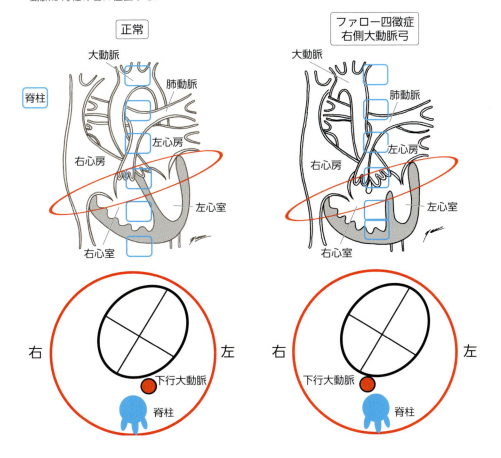

3 四腔断面

> **手順** 腹部水平断面からプローブを胎児の頭側にスライドさせると，四腔断面が描出できる．

- 正確な四腔断面を描出することは胎児心臓の診断に重要である．
- 正確な四腔断面は脊柱から左右に伸びる肋骨がバランスよく見え，肋骨によるエコーシャドーがない．肝臓が断面に含まれない（図6 ⓐ）．
- 不正確な四腔断面は図6 ⓑのように肋骨が途切れ，肋骨によるエコーシャドー（➡）がある．心臓の前方に肝臓が含まれる．

図6 正確な四腔断面と不正確な四腔断面 動画◀

正確な四腔断面（ⓐ）は肋骨と肋骨の間にエコービームが入るのでエコーシャドーがない．しかし，不正確な四腔断面（ⓑ）はエコービームが胎児の矢状断に垂直に入っていないため肋骨のシャドーが入る．

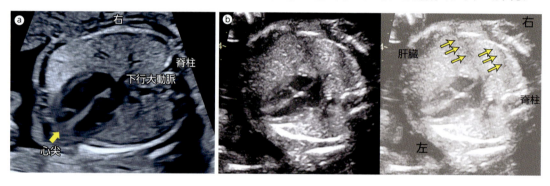

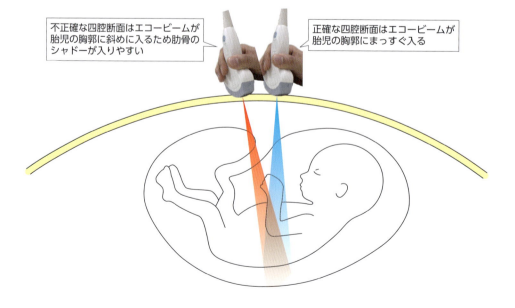

4 左右流出路

手順

① 胎児の四腔断面からプローブを胎児の頭側に傾けると，左心室から大動脈が起始する（左室流出路，図7）．

② さらにプローブを胎児の頭側に傾けると右心室から肺動脈が起始する（右室流出路）．
   ▸ 最初に起始する大動脈は，下行大動脈の方向に向かわないが，次に起始する肺動脈は，下行大動脈の方向に向かう．

③ この時，大動脈と肺動脈が交差する（spiral）ことを確認する．

図7　左右流出路　動画◀
Ao：大動脈　LA：左房　LV：左室　PA：肺動脈　RA：右房　RA：右室

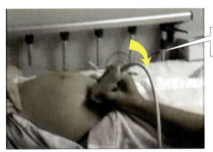

プローブの先端を胎児の頭側に傾ける

右室流出路　　　左室流出路　　　四腔断面

28   **Ⅲ レベルⅠスクリーニング**

2 基本断面の観察ポイント

- 基本断面では，①心臓の位置，②心臓の大きさ，③左右のバランスを観察する．
- それぞれの観察のポイントを習得しておくことが重要である．

1 心臓の位置・軸

1.1 心臓の位置

1 正常例

- 胎児の心臓の位置（cardiac position）や向きは様々であるため，母体腹壁上のいろいろな方向からプローブを操作して，胎児心エコー診断の基本断面を描出することが診断の第一歩となる．
- 最も基本となる断面は四腔断面で，正常例では下記の位置関係となる（**図1**）．
  - ▶ 胎児の右前に右室
  - ▶ 左後ろに左室
  - ▶ 左前方に心尖部
  - ▶ 右後方に上・下大静脈が流入する右房
  - ▶ 左後方に左右肺静脈が流入する左房
  - ▶ 心房中隔が心房後壁と交わる点（P点とする）が，胸郭断面のほぼ中央に位置

2 計測方法

- 胎児の前後左右をそれぞれエコー画面のどちら側に描出するかについて，ガイドライン等による統一基準はないが，常に前後左右を意識しながら検査することが重要である．
- 最初に胎児の矢状断面を描出して，頭側と尾側および前胸壁と背面の位置を同定する方法がわかりやすい．その一例を示す．

手順	
①	胎児の頭側が画面の右側に，尾側が左側に来るように胎児の矢状断面（長軸）を描出する．
②	その位置からプローブを反時計方向に90度回転させると胎児を頭側から見た横断面となる．
③	両心房・両心室がもっともよく描出され，左右均等に見える胸部のレベルにプローブを合わせると，頭側方向から見た四腔断面像となる．

④ その胸郭水平断面からプローブをそのまま腹部方向に平行移動すると上腹部水平断面となる．
　▶ 胃泡が心尖部と同じ左側に見えれば正常である．
　▶ 脊柱の右斜め前に下大静脈の断面が，左斜め前に下行大動脈の断面が見える．

⑤ 続いて四腔断面像が見える胸郭水平断面に戻し，胸郭を左右に2分する前後の中心線を引く（または想定する）．
　▶ この場合，正常では左房のごく一部，右房の半分，右室の弁輪部のごく一部のみが中心線よりも右に位置する[1]（図1）．
　▶ また，心房中隔が心房後壁と接する点をP点とすると，P点は胸郭横断面のほぼ中央に位置する[2]．

図1　心臓の位置［動画］
LA：左房　LV：左室　RA：右房　RA：右室

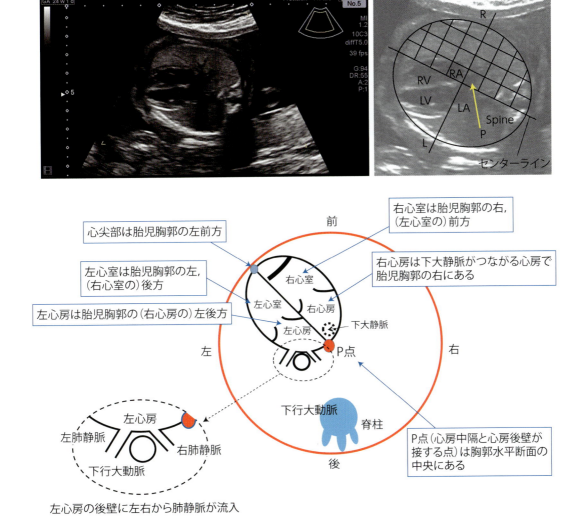

左心房の後壁に左右から肺静脈が流入

1.2 心臓の軸

1 正常例

- 心臓の軸（cardiac axis）は，胸郭水平断面において胸郭を左右に2分する中心線（図2 ⓐ）と，四腔断面像の心室中隔を通る線（図2 ⓑ）が成す角度である．
- cardiac axis は妊娠中期〜後期ではほぼ一定の値（45±20度）を示すことが知られていて[3]，その異常は心奇形のみならず心外奇形のスクリーニングに有用と考えられている[4-7]．

図2 心臓の軸 動画◀
LA：左房　LV：左室　RA：右房　RV：右室

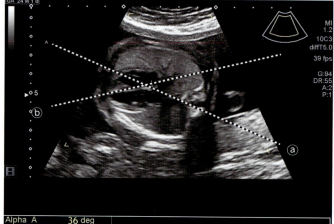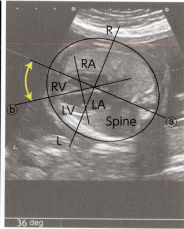

> **ワンポイントアドバイス** | **cardiac axis の妊娠週数による変化**
> - 妊娠8週ころは，心室中隔を通る線は中心線に近く（cardiac axis は平均25度程度），次第に左に回って妊娠12〜15週ころに50度近くになる．
> - 妊娠初期では正常値は一定しないので，判定には注意が必要である[8]．

2 計測方法

- 最近の超音波装置での計測方法を示す．

> **手順**
> ① 心臓の四腔断面像が描出される胸郭水平断面において，前胸壁の中心から胸椎を結ぶ中心線と心室中隔が通る線を画面上で引く
> ② その角度（cardiac axis）が自動算出される（図2）．

2 心臓の大きさ

1 概論

- 心臓の大きさ（心拡大の有無）の判定には，
  ①総心横径（total cardiac dimension：TCD）
  ②心断面積
  ③心周囲長
  ④心胸郭断面積比（cardiothoracic area ratio：CTAR）
  の4つの方法があり，いずれも心室拡張末期の四腔断面像で計測される．

> **ワンポイントアドバイス　心室拡張末期**
> - 小児の心エコー検査では，心室拡張末期は心電図R波の頂点の時相とされている．
> - 心電図のない胎児心エコーにおいては，心室拡張末期は，僧帽弁閉鎖後の最初のフレーム，あるいは左室の最も大きくなる時相と定義されている．

- それぞれの指標について，
  ▸ 妊娠週数（gestational age：GA）に対する標準値（平均値）
  ▸ Zスコア（SDスコア）
  が用いられることが多く，GAを用いた回帰式が報告されている[9]．
- 胎児の体格を基準に心臓の大きさを判定する方法として，
  ▸ 児頭大横径（bilateral parietal diameter：BPD）
  ▸ 大腿骨骨幹長（femoral diaphysis length：FL）に応じた標準値（平均値）
  ▸ Zスコア（SDスコア）
  も報告されている[9]．心拡大の有無のみでなく程度を判定するにはZスコアが有用である．
- 日常診療において心拡大のスクリーニングに汎用されているのは，①TCDと④CTARである．
  ▸ TCDが汎用される理由は，計測が容易であり，その標準値が妊娠週数の数値とほぼ一致するため，わかりやすいことである（図3）．
  ▸ CTARは，胸郭断面積に対する心断面積の比であり，妊娠週数や体格の影響を受けにくい．TCDと違って心房の拡大も反映される．

図3　心臓の大きさ　動画
LA：左房　LV：左室　RA：右房　RV：右室

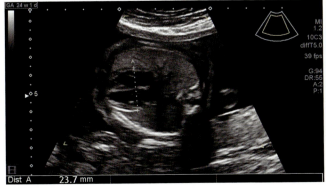
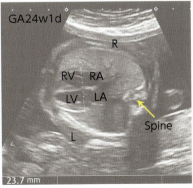

32　Ⅲ　レベルⅠスクリーニング

❷　計測方法と標準値

① 総心横径（total cardiac dimension：TCD）

> **手順**　胸郭水平断面において四腔断面像を描出し，心室拡張末期時相で計測する．
> 通常，房室弁輪部の左右心外膜間の距離を TCD とする（**図 3**）．

- TCD の標準値の一例を挙げれば，およそ以下のようになる．

> 妊娠 22 〜 27 週：TCD ＝妊娠週数 −（1 〜 2）mm
> 妊娠 28 〜 33 週：TCD ＝ほぼ妊娠週数 mm
> 妊娠 34 〜 40 週：TCD ＝妊娠週数 ＋（1 〜 2）mm

　ただし，妊娠 22 週未満では妊娠週数が早いほど週数の数値より小さくなる．
- 妊娠 11 〜 40 週まで，週ごとの平均，5，95 パーセンタイル値が報告されている[9]．
  - ▸ 平均値は，20 週で 17.0 mm，30 週で 29.7 mm，40 週で 42.4 mm である[9]．

② 心断面積（cardiac area）

> **手順**　拡張末期時相で心外膜の外側をトレースして求める．
> ▸ 断面内に肋骨が全周囲にわたって描出され，肝など腹部臓器の一部が入っていないことを確認する．

- 妊娠 11 〜 40 週まで，週ごとの平均，5，95 パーセンタイル値が報告されている[9]．
- 平均値は，20 週で 303 mm^2，30 週で 947 mm^2，40 週で 1773 mm^2 である[9]．
- ④の胸郭断面積との比で表す CTAR の方が汎用されている．

2 基本断面の観察ポイント　　33

③ 心周囲長（cardiac circumference）

> **手順**　拡張末期時相で心外膜の外側をトレースして求める.
> ▶ ②と同様に断面内に肋骨が全周囲にわたって描出され，肝など腹部臓器の一部が入っていないことを確認する.

- 妊娠 11 ～ 40 週まで，週ごとの平均, 5, 95 パーセンタイル値が報告されている[9].
- 平均値は，20 週で 70 mm，30 週で 121 mm，40 週で 172 mm である[9].
- 妊娠週数による予測式として,

$$心周囲長（cm）= 0.341 \times 妊娠週数 - 1.456 \quad (r = 0.992)\,[10]$$
$$心周囲長（cm）= -53.11 + 6.56 \times 妊娠週数 - 0.035 \times 妊娠週数^2$$
$$(SD = 0.67 + 0.18 \times 妊娠週数)\,[11]$$

- BPD による予測式として,

$$心周囲長（cm）= -17.60 + 17.68 \times BPD \quad (SD = 1.651 + 0.61 \times BPD)\,[11]$$

などが報告されている.
- 心周囲長は TCD や CTAR に比べて臨床的意義のイメージがわきにくいため，胸郭周囲長との比で表すことが多い.
- 心周囲長／胸郭周囲長の標準値はおよそ，妊娠 17 週で 0.45, 満期で 0.50 と，ほぼ一定である[12].

表1　**総心横径・心断面積・心周囲長の平均値**

	20 週	30 週	40 週
総心横径	17.0 mm	29.7 mm	42.4 mm
心断面積	303 mm^2	947 mm^2	1773 mm^2
心周囲長	70 mm	121 mm	172 mm

④ 心胸郭断面積比（cardiothoracic area ratio：CTAR）
- 心臓の四腔断面像が描出される胸郭水平断面における，胸郭断面積に対する心断面積の比である．

> **手順** 心断面積は，心外膜の外側をトレースして求める．
> 胸郭断面積は，脊椎，肋骨を含めて外側をトレースして求めるが，皮膚や筋肉は含めない（図4）．

- 妊娠中期以降およそ35％以上であれば心拡大と判定される．
- マニュアルでトレースするのは容易でないため，楕円形で近似する方法（ellipse 法と短軸／長軸を計測する diameter 法，図5）も用いられる．
- ellipse 法は diameter 法に比べてやや過剰評価する傾向がある [13)]．

図4 心胸郭断面積比　A：心断面積　B：胸郭断面積　動画◀

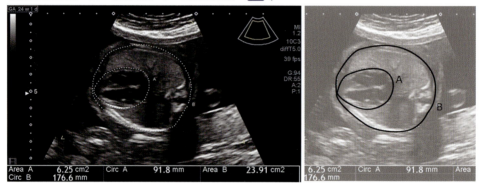

図5 CTARの計測法　動画◀
ⓐ ellipse 法，ⓑ diameter 法

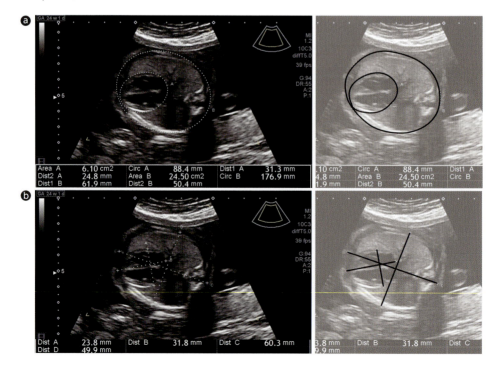

3 左右のバランス

1 計測方法

- 左右のバランスを評価するには，以下を計測する．
  - ▸ 左右心室内径
  - ▸ 肺動脈，大動脈の弁輪径

> **手順**
> ① 左右心室内径は四腔断面像において，それぞれ僧帽弁輪・三尖弁輪の直下で心室自由壁の心内膜面から心室中隔の心内膜面までの距離を計測する（図6）．
>
> ② 続いて四腔断面像からプローブを頭側へ平行移動するか，または頭側方向へ傾けると，左右心室の流出路，大動脈弁・肺動脈弁が描出される．
>
> ③ その断面で，大動脈弁輪内径と肺動脈弁輪内径を計測する．

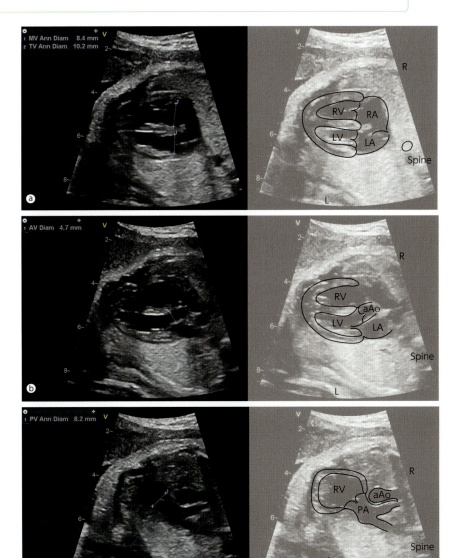

図6　左右のバランス

ⓐ左右心室内径
在胎30週6日
右室内径 10.2 mm
左室内径 8.4 mm．

ⓑ大動脈弁輪径 4.7 mm
在胎30週6日．

ⓒ肺動脈弁輪径 8.2 mm
在胎30週6日．

aAo：上行大動脈
LA：左房
LV：左室
PA：肺動脈
RA：右房
RV：右室

36　Ⅲ　レベルⅠスクリーニング

❷　正常値

- 論文によれば，四腔断面像において左室（LV），右室（RV）を心内膜面間距離で計測，大動脈（Ao）と肺動脈（PA）を弁輪部内側で計測した結果は以下の通りであった．

> RV/LV 比の平均 ± SD ＝ 1.01 ± 0.097
>
> PA/Ao ＝ 1.119 ± 0.19（n ＝ 2735）[10]

- 拡張末期右室内径と左室内径の妊娠週数による予測値（直線回帰式）も右室と左室でほとんど差がなかった[10]．
- 正常胎児では，四腔断面で計測する左右心室内径はほとんど同じ値であることがわかる．
- 肺動脈弁輪径は大動脈弁輪径よりも少し大きめ（平均110%）である．

ワンポイントアドバイス　左右心室内径の比，大血管（大動脈・肺動脈）内径の比は心疾患のスクリーニングの参考になる[14]．

- 右心系閉塞性疾患（ファロー四徴症，心室中隔欠損を伴わない肺動脈閉鎖／狭窄，肺動脈狭窄を伴う両大血管右室起始症）

  RV/LV 比の平均 ± SD ＝ 0.74 ± 0.30

  PA/Ao ＝ 0.78 ± 0.29

- 左心系閉塞性疾患（左心低形成症候群，大動脈縮窄／離断，大動脈弁狭窄症）

  RV/LV 比の平均 ± SD ＝ 1.42 ± 0.83

  PA/Ao ＝ 1.58 ± 0.76

参考文献

1) Allan LD, Lockhart S: Intrathoracic cardiac position in the fetus. Ultrasound Obstet Gynecol 3: 93-96, 1993

2) Russ PD, Welngard JP: Cardiac malposition, in Dose JA: Fetal Echocardiography. WB Saunders, p60, 1998

3) Comstock CH: Normal fetal heart axis and position. Obstet Gynecol 70: 255-259, 1987

4) Crane JM, et al: Desjardins C. Abnormal fetal cardiac axis in the detection of intrathoracic anomalies and congenital heart disease. Ultrasound Obstet Gynecol 10: 90-93, 1997

5) Shipp TD, et al: Levorotation of the fetal cardiac axis: a clue for the presence of congenital heart disease. Obstet Gynecol 85: 97-102, 1995

6) Boulton SL, et al: Cardiac axis in fetuses with abdominal wall defects. Ultrasound Obstet Gynecol 28: 785-788, 2006

7) Ozkutlu S, et al: Prenatal echocardiographic diagnosis of cardiac right/left axis and malpositions according to standardized Cordes technique. Anadolu Kardiyol Derg 11: 131-136, 2011

8) McBrien A, et al: Changes in fetal cardiac axis between 8 and 15 weeks' gestation. Ultrasound Obstet Gynecol 42: 653-658, 2013

9) Li X, et al: Z-score reference ranges for normal fetal heart sizes throughout pregnancy derived from fetal echocardiography. Prenat Diagn 35: 117-124, 2015

10) Lee W, et al: Fetal echocardiography: z-score reference ranges for a large patient population. Ultrasound Obstet Gynecol 35: 28-34, 2010

11) Traisrisilp K, et al: Reference ranges for the fetal cardiac circumference derived by cardio-spatio-temporal image correlation from 14 to 40 weeks' gestation. J Ultrasound Med 30: 1191-1196, 2011

12) Paradini D, et al: Prenatal measurement of cardiothoracic ratio in evaluation of heart disease. Arch Dis Child 65: 20-23, 1990

13) Awadh AM, et al: Assessment of the intraobserver variability in the measurement of fetal cardio-thoracic ratio using ellipse and diameter methods. Ultrasound Obstet Gynecol 28: 53-56, 2006

14) Riggs T, et al: Comparison of cardiac Z-score with cardiac asymmetry for prenatal screening of congenital heart disease. Ultrasound Obstet Gynecol 38: 332-336, 2011

3 基本断面の異常

1 左右・腹部断面の異常

- 胎児の前後左右の位置関係を把握することが重要である．

> **手順** 水平断面を描出し，心尖部や胃が左にない場合は，内臓逆位もしくは内臓錯位が考えられ，複雑心奇形の合併率が高い．
>
> 水平断面を腹側へ平行移動して胃の位置を確認し，胃が右側にある場合や胃と心臓の位置が一致しない場合も，心奇形の可能性が高い．

- 胎児の左右を確認したうえで，以下のような左右・腹部断面の異常を見つけた場合，レベルⅡ（心精査）が必要となる．

1.1 胃の位置の異常

- 正常では，胃の位置は左である．
- 胃の位置が右にある場合（図1）は，逆位もしくは錯位と考えられる．

図1 腹部水平断面 動画
無脾症，単心室．胃泡が胎児の右側に位置している（正常では左側）．

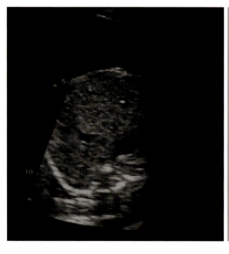
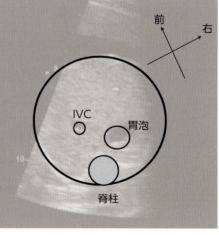

1.2 胃泡と心尖の位置

- 正常では，胃も心臓も左に位置する．
- 図の症例では，胃は右だが（図2 ⓐ）心臓は左にある（図2 ⓑ）．

図2 腹部水平断面（ⓐ）と胸郭水平断面（ⓑ）　動画◀
無脾症，単心室（図1と同症例）．胃泡は右側，心臓は左側と逆に位置している．

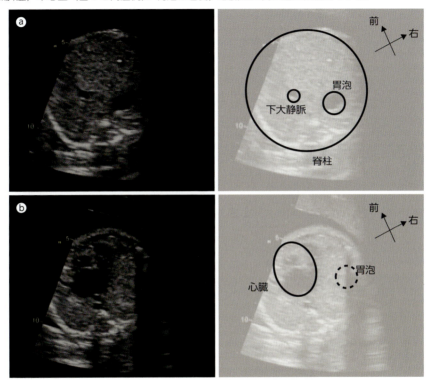

1.3 心尖の向きの異常

- 正常では，心尖は左である．
- 心尖が右（右胸心：dextrocardia）（図3）の場合，逆位もしくは錯位が考えられる．

図3 水平断面　動画◀
無脾症，単心室．心尖が右を向く右胸心となっている（正常は左）．

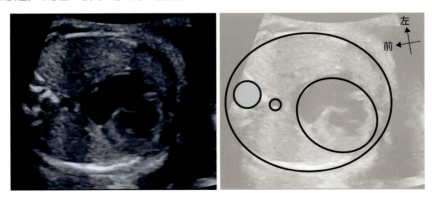

2 四腔断面の異常

手順

① 胎児胸郭の水平断面にて描出した四腔断面で異常がないか確認する．
  ▶ 左右心房・心室の形態がアンバランスである時は，先天性心疾患の可能性が高い．

② センターライン（心房中隔－心室中隔を結ぶ線）を中心にして，心臓をほぼ左右2つに分割して観察する．
  ▶ 左右の心房・心室の大きさのバランス，房室弁輪径，心室内腔の大きさ，心室壁の性状と厚さ，心室壁の収縮性の左右差を比較しながら観察する．
  ▶ 正常では，左右の心房・心室・房室弁の大きさ，壁の厚さや収縮もほぼ同じである．

2.1 心臓位置（cardiac position）の異常

● 正常ではP点（心房中隔が心房後壁と接する点）は胸郭のほぼ中央に位置する．
● P点の位置に異常がある場合は，
  ▶ 先天性横隔膜ヘルニア（congenital diaphragmatic hernia：CDH）（図4 ⓐ）
  ▶ 先天性肺気道奇形（congenital pulmonary airway malformation：CPAM）（図4 ⓑ）
  ▶ 肺分画症

などが考えられる．

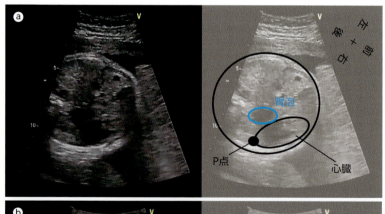
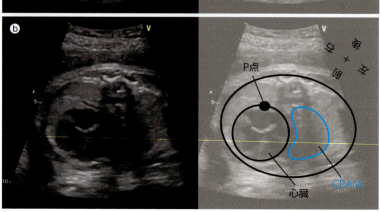

図4　水平断面　動画◀
ⓐ 左横隔膜ヘルニア．
胸部へ脱出した腹部臓器に圧迫されて，心臓が右側へ偏位している．

ⓑ CPAM＋肺分画症．
左肺の囊腫病変で圧迫されて，心臓が右側に偏位している．

2.2 心臓軸（cardiac axis）の異常

- 心尖が正中（正中心：mesocardia）（図5）の場合，修正大血管転位などが考えられる．

図5 水平断面 動画◀
修正大血管転位．心尖が正面を向き，cardiac axis 20度と小さい（正常：45±20度）．

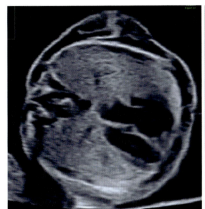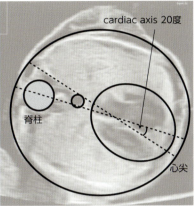

2.3 心臓の大きさの異常

手順 胎児胸郭の水平断面を描出し，主にTCD，CTARにて心拡大を評価する．
▸ 心拡大を認めた場合，心不全（心機能低下や心臓への負荷）もしくは先天性心疾患が疑われる．

- TCDが週数mmより著明に大きい，もしくは，CTARが40%以上である場合は，レベルⅡ（心精査）を要する．
- 心拡大が見られる心奇形には，エプスタイン奇形の重症三尖弁閉鎖不全，その他の重症房室弁閉鎖不全など（図6）がある．

図6 水平断面 動画◀
エプスタイン奇形，重症三尖弁閉鎖不全．強い三尖弁閉鎖不全により右心系，特にRAが著明に拡大している．在胎32週：TCD45 mm，CTAR63%．LV：左室，RA：右房，RV：右室

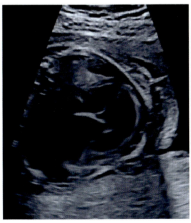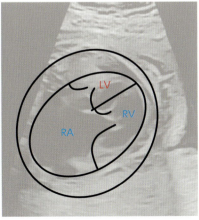

- 心拡大が見られる心不全には，
  - 拡張型心筋症（dilated cardiomyopathy：DCM）（図7 ⓐ）
  - 静脈管無形成（図7 ⓑ）
  - 脳動静脈シャント疾患（ガレン大静脈瘤など）
  - 仙尾部奇形腫
  - 双胎間輸血症候群（twin-to-twin transfusion syndrome：TTTS）の受血児（図8 ⓒ）

などがある．

> **ワンポイントアドバイス** 肺低形成では，相対的にCTARが大きくなり心拡大のように見えるが，TCDは大きくないことで鑑別する．

図7 水平断面
ⓐ拡張型心筋症．両心室ともに収縮が不良で，特にLVが拡大している．
ⓑ静脈管無形成．著明な容量負荷により心臓全体が拡大し，高心拍出のためdAoも拡大している．
ⓒ双胎間輸血症候群の受血児．吻合血管を介した供血児からの著明な容量負荷により，心臓全体が拡大している．　LV：左室，RV：右室

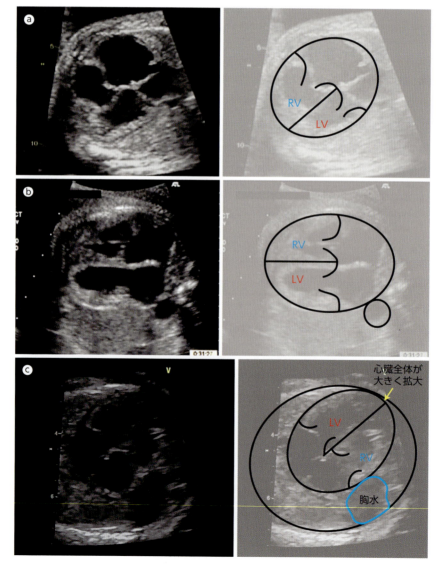

2.4 心内構造の左右差の異常

- 右心系が小さい場合は，純型肺動脈閉鎖（図8）などが考えられる．

図8 純型肺動脈閉鎖　▶動画
RVがLVに比べて著しく小さく，アンバランスになっている．LV：左室，RV：右室

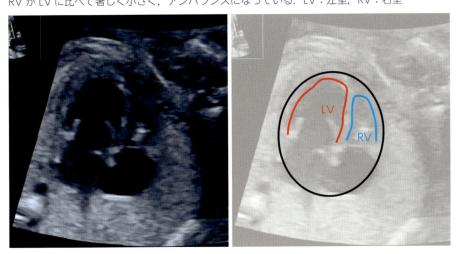

- 右心系が大きい場合は，エプスタイン奇形（図9）などが考えられる．

図9 エプスタイン奇形，重症三尖弁閉鎖不全（図6と同症例）　▶動画
右心系，特にRAが拡大してアンバランスになっている．LV：左室，RA：右房，RV：右室

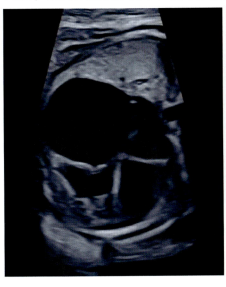 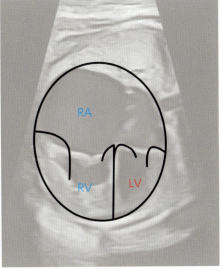

- 左心系が小さい場合は，左心低形成症候群（hypoplastic left heart syndrome：HLHS）（図10）などが考えられる．

図10　左心低形成症候群　動画◀
LVがRVに比べて著しく小さく，アンバランスになっている．LV：左室，RV：右室

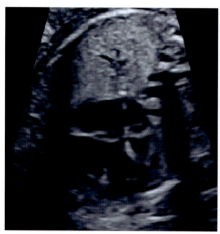
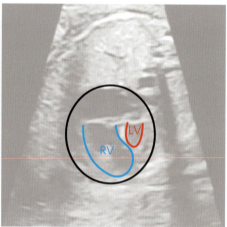

- 左心系が大きい場合は，拡張型心筋症（DCM）（図11），僧帽弁閉鎖不全（mitral regurgitation：MR）などが考えられる．

図11　拡張型心筋症　動画◀
LVがRVよりも拡大している．LV：左室，RV：右室

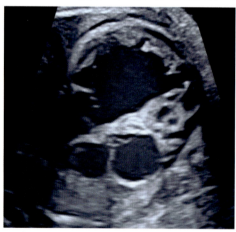
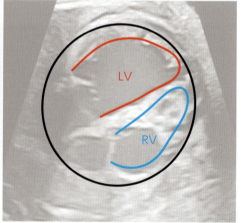

> **ワンポイントアドバイス**
> - 心臓の左右差（バランス異常）を見た目で診断するには，以下の方法がある．
>   ▸ 四腔断面でセンターライン（心房中隔―心室中隔を結ぶ線）を中心にして左右を2分割して観察する方法
>   ▸ three-vessel view での3大血管（肺動脈，大動脈，上大静脈）の大きさを比較する方法
> - 計測する場合は，30頁のワンポイントアドバイスを参照されたい．

2.5 心房・心室中隔の異常

- 心室中隔に大きな欠損孔がある場合は,
    - ▸ 心室中隔欠損（ventricular septal defect：VSD）（図12）
    - ▸ 両大血管右室起始（double outlet right ventricle：DORV）
    - ▸ ファロー四徴症（tetralogy of Fallot：TOF）

  などが考えられる.

図12　心室中隔欠損　動画◀

心室中隔が途切れて大きなVSDが確認できる. LV：左室, RV：右室, VSD：心室中隔欠損

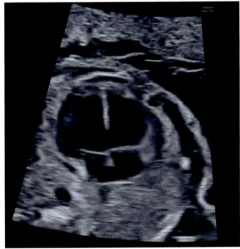 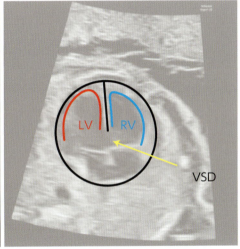

> **ワンポイントアドバイス**　水平断面で四腔断面をきれいに描出するには，左右房室弁（僧帽弁と三尖弁）両方がしっかり開閉する画面を探すとよい．その画面で左右心房・心室のバランスを確認する．

3 流出路の異常

- 異常としては，
  - 大血管が1本しかない
  - サイズが肺動脈＜大動脈
  - 2本の大血管が交差しない
  - 一つの心室から血管が出ないか2本とも出る
  - 心室中隔と大動脈前壁が連続しない

  などを認める．

3.1 大血管の位置の異常：大血管転位

- 左右の流出路が交差しない，すなわちparallel（平行）の関係になっている場合は，大血管転位（transposition of great arteries：TGA，図13）などが考えられる．
- TGAでは，左室から大血管（肺動脈）が出て（図13ⓐ），右室から出る大血管（大動脈）は左室の右前方から出ている（図13ⓑ）．左右の流出路は交差せず，いわゆるparallelの関係になっている．

図13　大血管転位の左右流出路　動画◀
Ao：大動脈　LV：左室　PA：肺動脈　RV：右室

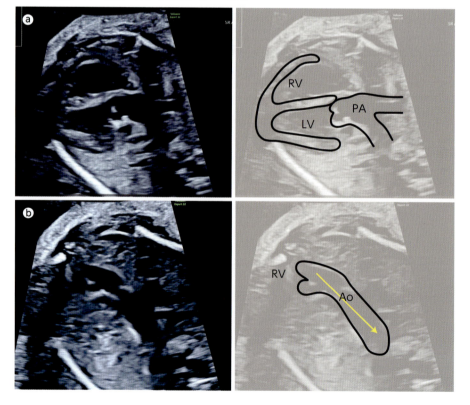

3.2 大血管の径の太さの異常：ファロー四徴症

- 流出路が交差していても，大血管の径の太さが異なることがある．正常では，大血管の径は，肺動脈が大動脈よりも少し大きめ（平均110％）である．
- 図14（動画参照）では，左室と右室の間から大きな大血管（大動脈）が出ており（図14ⓐ），さらにプローブを頭側にスライドすると，右室から左前を通って小さな大血管（肺動脈）が出ている（図14ⓑ）．
- 大血管関係はspiralで流出路は交差しているが，大血管の径の太さが異なっているのがわかる．
- 正常では，左前に位置する大血管は肺動脈で，大動脈よりやや太くなる．図14の例では，肺動脈が大動脈より細くなっており，このような場合は，肺血流の減少するファロー四徴症（tetralogy of Fallot：TOF）などの疾患が疑われる．

図14　左室流出路と右室流出路の描出　動画▶
aAo：上行大動脈　Ao：大動脈　LV：左室　PA：肺動脈　RV：右室

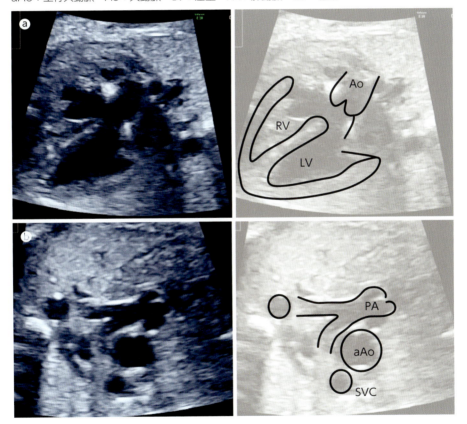

three-vessel view

1 正常断面の描出

手順

① 正しい四腔断面を描出してから，それを胎児の頭側へ，プローブをゆっくりスライドしてゆく．
  ▶ まず左室流出路（大動脈）が描出される．
  ▶ 大動脈は，左右心室の基部にある房室弁間のすぐ上に位置する大血管である（起始後直ちには分岐しない）．

② さらにプローブを頭側にスライドしてゆくと，今見えた左室流出路-大動脈弁のルートを横切るように，右室流出路-肺動脈（弁）のルートが見えてくる．
  ▶ これがいわゆる，大血管の流出路同士が空間的に交差する"spiral"という関係である（図1，動画を参照）．
  ▶ 結果として，肺動脈は大動脈の左前に位置し，さらに大動脈は肺動脈の右後ろに移動しつつ上行大動脈となる．
  ▶ 上大静脈は，さらに大動脈の右後方に位置する関係になるので，3本の血管が1列に並んだように見える．
  ▶ この断面を"three-vessel view"という（図2）．

③ さらに頭側にプローブをスライドすると，肺動脈は左前から動脈管に接続して，後方の下行大動脈に向かい，大動脈は左室から右前上方に出てからすぐに大動脈弓となり，反転して後方の大動脈に向かう．

> **ワンポイントアドバイス　three-vessel view を見る時のポイント**
> - 3本をきれいに描出することではなく，交差する流出路から連続的に見て，相対的に左前に肺動脈，右後ろに上行大動脈となる様子を見てとれるかが重要である．時に大血管は斜めに切れて楕円になってしまうが，その関係に注意して判断できればスクリーニングとしては十分である．
> - 大血管の太さをしっかりと確認する．
>   ▶ 妊娠週数を通じて，大動脈径は肺動脈径のほぼ9割程度である．
>   ▶ 血管径の太さは，肺動脈＞大動脈＞上大静脈の順となる．

4 three-vessel view

図1 左室流出路の描出 動画◀
Ao：大動脈　LV：左室　PA：肺動脈　RV：右室

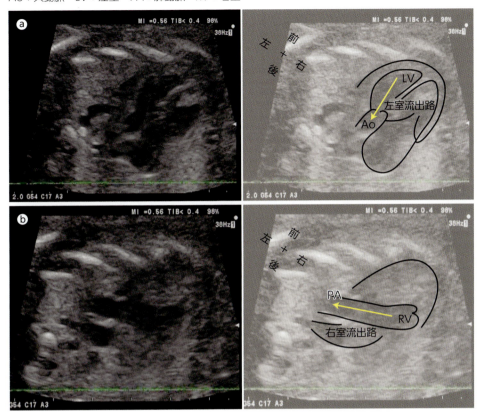

図2 three-vessel view 動画◀
aAo：上行大動脈　dAo：下行大動脈　MPA：主肺動脈　RPA：右肺動脈　SVC：上大静脈

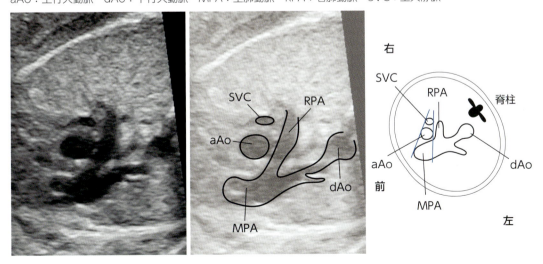

three-vessel trachea view

- three-vessel view からプローブを胎児の頭側にスライドすると three-vessel trachea view になる．three-vessel trachea view は動脈管弓と大動脈弓が V 字型に下行大動脈につながる断面である．正常胎児は動脈管弓と大動脈弓の血流方向は同じである（図 3）．
- 動脈管弓と大動脈弓の血流方向が異なる場合は重症な心疾患が疑われる．

図 3 three-vessel trachea view 動画

Ao：大動脈　PA：肺動脈　SVC：上大静脈

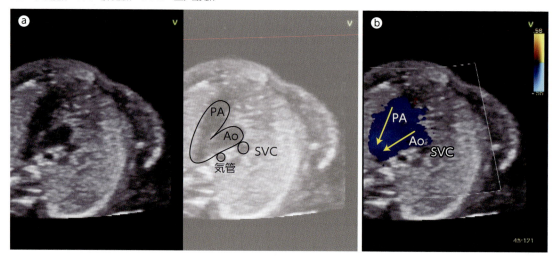

2 three-vessel view の異常

- three-vessel view は，正常例では，上大静脈－上行大動脈－肺動脈の順で一列に並び，血管径は肺動脈＞大動脈＞上大静脈となる．
- 異常例では以下のような形が見られる．
  ①大血管が一列に並ばない（大血管転位，修正大血管転位など）．
  ②血管径がアンバランスである（大動脈縮窄など）．

2.1 大血管転位

- 左室から出る大血管（肺動脈）は後方にあり，左室から出るとすぐに左右に分岐，動脈管を通じて下行大動脈に向かっている．
- さらに頭側にプローブをスライドすると，右室から大血管（大動脈）が右前方から出て，後方の下行大動脈に一直線に向かっている．これをＩサインと呼ぶ．
- そして，上大静脈は右後方にあるために，大血管の並びは，左から左後ろ（肺動脈）－右前（大動脈）－右後ろ（上大静脈）となり，一直線には並ばない（図4）．

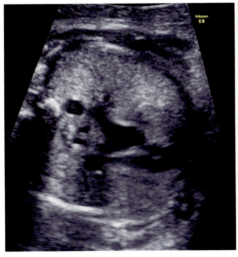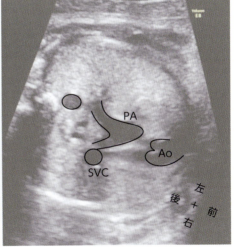

図4 大血管転位の three-vessel view　動画◀
右から大動脈が出て後方に真っすぐ向かう．2本に分かれた肺動脈は大動脈の左後ろにある．
Ao：大動脈　PA：肺動脈　SVC：上大静脈

> **ワンポイントアドバイス**
> - 大血管がそれぞれの心室から出る位置に注意してよく見ると，正常との違いがわかる．
> - 大血管の出口を意識しないと，図5のようなあたかも正常のthree-vessel viewのような断面だけを見て正常と見誤る可能性がある．

図5 大血管転位の大動脈レベルの画像 動画◀
Ao：大動脈　PA：肺動脈　SVC：上大静脈

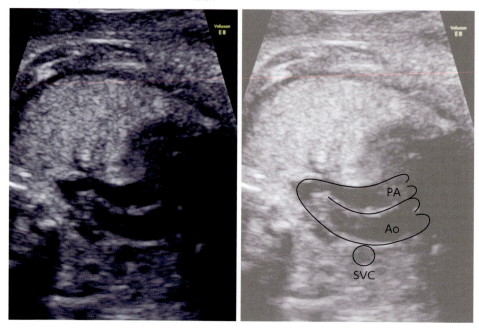

2.2 修正大血管転位

- スクリーニングが難しい疾患の一つである．
- 大血管の並びは，左前に大動脈，右後方に肺動脈，さらにその右後方に上大静脈となっている（図6 ⓐ）．
- 流出路から連続的に観察すると，左の心室からは左前から大血管（大動脈）が出て，右の心室からは右後ろから大血管（肺動脈）が出るため，交差（spiral）の関係にない（図6 ⓑ）．
- 頭側に移動させていくにつれて，右後ろから左後ろに大血管が走り（肺動脈—動脈管），次に左前から左後ろに大血管（大動脈弓）が走行する．正常とは異なる形態となっている（図6 動画◀）．

図6　修正大血管転位の three-vessel view　動画◀
ⓐ左から大動脈，肺動脈（左右に分枝），上大静脈と並んでいる．
ⓑ交差（spiral）の関係にない．
Ao：大動脈　LV：左室　PA：肺動脈　RV：右室　SVC：上大静脈

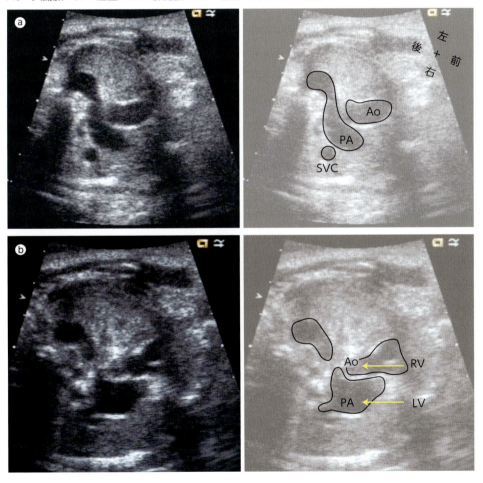

2.3 大動脈縮窄

- 図7 では，左前に右室からでてくる大血管（肺動脈）があり，右室からでる大血管（肺動脈）の右後方に向かって左室から出て行く大血管（大動脈）がある．さらに右後方に上大静脈がある．
- 血管の並びは肺動脈，大動脈，上大静脈と正常と同じになっているが，右後方の大血管（大動脈）が細くアンバランスである．
- このような時は，大動脈縮窄や大動脈弓離断などの疾患を疑う必要がある．

図7　大動脈縮窄の three-vessel view　動画
右から上大静脈，大動脈，肺動脈に並んでいるが，大動脈が細いのがわかる．
Ao：大動脈　PA：肺動脈　SVC：上大静脈

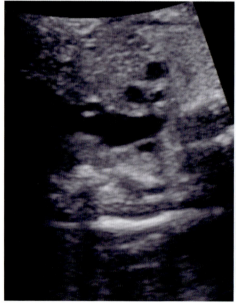
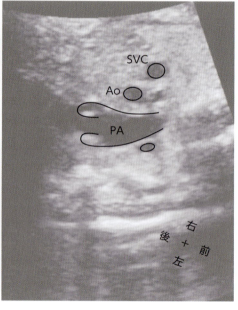

大動脈弓

大動脈の異常は大動脈縮窄・離断,血管輪など全身の循環不全や呼吸不全を呈する疾患が多いので胎児診断が必要である.

1 大動脈弓の描出

手順

① 大動脈弓と動脈管弓がV字になるよう three-vessel trachea view を描出する（図1ⓐ）.

② 大動脈弓が画面の中央で垂直になるようにプローブを母体の腹壁で回転させる（図1ⓑ）.

③ プローブを時計方向に90度回転させると大動脈弓の矢状断面になる（図1c）.

図1　大動脈弓の描出方法　動画◀
AO：大動脈　PA：肺動脈　SVC：上大静脈

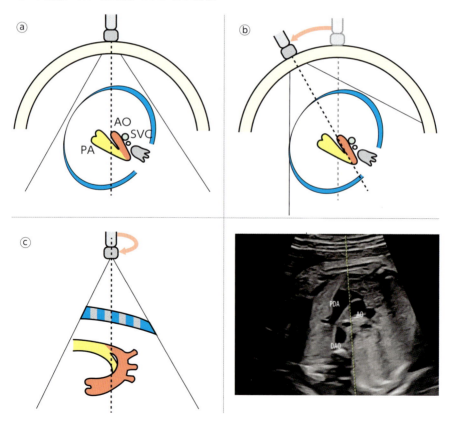

2 大動脈弓異常のスクリーニング

1 右側大動脈弓

- 正常胎児では約 0.4% に見られる．右側大動脈弓の 60 〜 70% に心疾患が合併する．
- 腹部断面で下行大動脈が脊柱の右側にある時は右側大動脈弓が疑われる．
- three-vessel view を描出し，プローブを胎児の尾側に平行移動させる．大動脈弓が右肺動脈を横切る．

2 大動脈縮窄

2.1 四腔断面

- 左室＜右室となり，右室横径／左室横径，主肺動脈径／上行大動脈径などが予測因子として有用である．
  - 大動脈弓を描出し，左頸動脈と左鎖骨下動脈の距離が開大する（図 2 ⓐ）．
  - 後方からの張り出し（shelf）の有無（図 2 ⓑ）．

図 2　大動脈縮窄の四腔断面

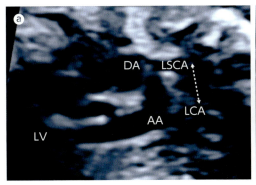 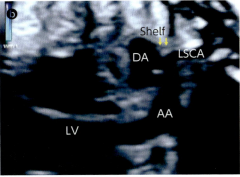

3 大動脈弓離断

- 大動脈縮窄と同様で，左室＜右室となり，右室横径／左室横径，主肺動脈径／上行大動脈径などが予測因子として有用である．
- three-vessel trachea view で大動脈弓と動脈管弓が繋がらない．
- 大動脈弓矢状断面像で動脈管弓の連続性が確認できない．

4 血管輪（vascular ring）

- いくつかの血管が気管と食道を取り囲み圧迫する血管走行異常である．
- 左鎖骨下動脈起始異常・左動脈管を合併した右側大動脈弓，重複大動脈弓，左肺動脈右肺動脈起始（PA sling）が代表的な血管輪である．

> PA sling は左肺動脈が右肺動脈近位部から起始し，気管分岐部の後ろ，食道の前を通過する．そのため，PA sling は気管のみを圧迫し，食道は圧迫しない．他の血管輪よりも，広範囲に気管狭窄を認める．約半数に心房中隔欠損，心室中隔欠損，動脈管開存，ファロー四徴症などの心疾患を合併する．

4.1 四腔断面像

- 右側大動脈弓のことが多く下行大動脈は脊柱の左前面に位置する．
- PA sling では右方に偏位して心臓軸が小さくなる．

4.2 three-vessel trachea view

- 正常では，大動脈弓は気管の左側に位置し，左側大動脈，肺動脈，左動脈管で V shape を呈する（図3 ⓐ）．右側大動脈弓では，大動脈が気管の右側に位置し，肺動脈，左動脈管で U shape を呈する（図3 ⓑ）．
- 左右の大動脈弓が O shape として，あるいは，右側大動脈弓，左動脈管，肺動脈，左側大動脈弓で 9 shape を呈する（図3 ⓒ）．カラードップラー法を用いると，より鮮明に描出できる．

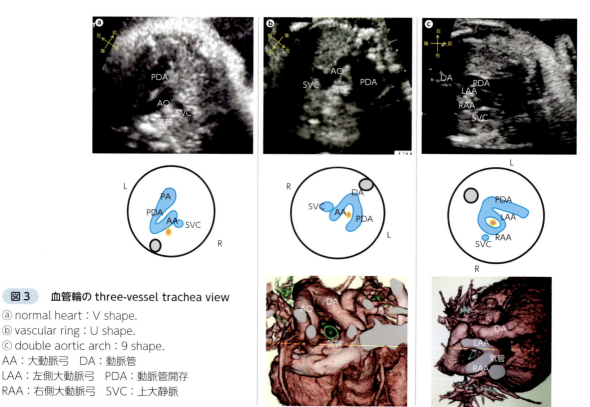

図3 血管輪の three-vessel trachea view
ⓐ normal heart：V shape.
ⓑ vascular ring：U shape.
ⓒ double aortic arch：9 shape.
AA：大動脈弓　DA：動脈管
LAA：左側大動脈弓　PDA：動脈管開存
RAA：右側大動脈弓　SVC：上大静脈

心室中隔欠損

心室中隔欠損(ventricular septal defect：VSD)の発生頻度は先天性心疾患で最も高く，1000出生に約3人と言われている．
VSD単独例は周産期に重症化することは無いので，胎児診断する意義は少ない．しかし，合併する心疾患，染色体異常が多く，背景にある疾患を見つける契機になる．
胎児期は右室と左室は同じ血圧のため欠損孔での短絡が少ないため見つけにくい．

1 心室中隔欠損の描出

1 四腔断面像

- 大きな欠損孔は確認できる（図1ⓐ）．
- 筋性部欠損はカラードプラを併用する（図1ⓑ）．
- 心室中隔を画面に水平に描出し，カラードプラを併用すると血流方向が正確にわかる（図1ⓒ）．

図1　四腔断面像　動画◀
LA：左房　LV：左室　RA：右房　RV：右室

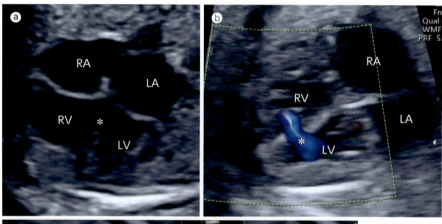
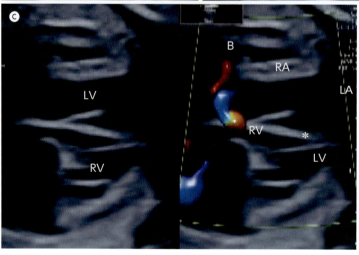

2 左室流出路像

- 膜様部中隔欠損が確認できる.
- 膜様部欠損は三尖弁付着部から延びる欠損孔であるので，三尖弁の付着部位に注目すると右室流出路と区別できる（図2）.

図2 左室流出路像 動画
ⓐ四腔断面で明確でない VSD（＊）
ⓑ左室流出路像　三尖弁付着部（→）に注目すると欠損孔が明確にわかる
AO：大動脈　LA：左房　LV：左室　RA：右房　RV：右室　＊膜様部心室中隔欠損

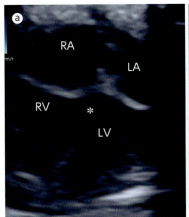
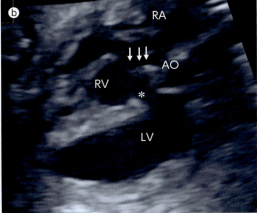

3 カラードプラ

- VSD の血流は出生後とは逆の右左方向を主体とすることが多い.
- 流速も早くないのでカラードプラの流速は，40〜60cm/sec 程度が観察しやすい.
- 大きな膜様部欠損はコマ送りして確認すると左右方向の血流も確認できる.

2 心室中隔欠損のスクリーニング

1 Mモード法

- カラーMモード法を併用すると時相によるVSD血流とその方向が確認できる（図1）．
- 左心室の流出路付近の血流を見ると，収縮期に左室から大動脈へ駆出される青い信号（青矢印）が終わった直後の時相で，欠損孔を右左方向で左心室に流入する赤い信号を他の部位に認めないこともあり，欠損孔の血流が確認しやすい．

図1 カラーMモード法
ⓐ収縮期．ⓑ拡張期．ⓒカラーMモード．
青矢印：左室流出路血流（収縮期），赤矢印：心室中隔欠損の血流（拡張期，右左短絡）
LA：左房　LV：左室　RA：右房　RV：右室

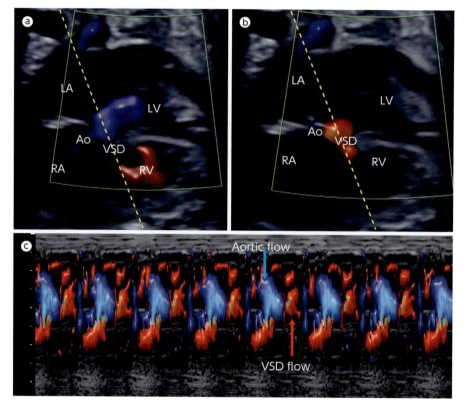

2 右室流出路からの診断

- 心室中隔を画面に水平に描出した四腔断面像からプローブを90度回転させると右室流出路像が描出できる（図2）.
- 中央に大動脈横断面を出し，三尖弁付着部が確認できるようにする.
- 右室流出路像はVSDの血流方向と大動脈・肺動脈の血流方向が異なるのでカラードプラで間違うことが少なく，中程度以下の膜様部欠損も診断できる.

図2　右室流出路像　動画
ⓐ収縮期．ⓑ拡張期．AO：大動脈　LA：左房　LV：左室　PA：肺動脈　RV：右室　＊心室中隔欠損

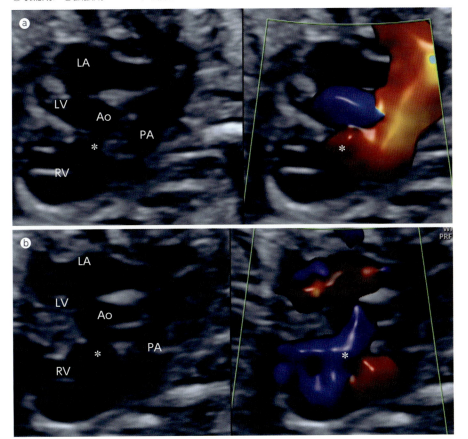

V 心室中隔欠損

> **ワンポイントアドバイス**　心室中隔欠損は欠損孔の位置によって分類されている（図3）．
> - I型：肺動脈弁の下方にある欠損孔で，大動脈弁が欠損孔に落ち込むことがある．
> - II型：最も多く見られる．三尖弁の付け根から広がる．
> - III型：心内膜床の発生に関与する欠損孔である．
> - IV型：小さな欠損孔が多く，複数のこともある．
> - II，IV型は自然閉鎖することがある．I型は胎児診断が難しい欠損孔である．

図3　心室中隔欠損の分類

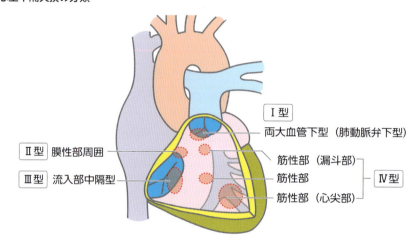

VI

胎児不整脈

胎児エコー検査中に不整脈を見つけることはよくある．期外収縮（リズム異常）で多いが，正しい診断方法をマスターすれば，自身をもって管理することができる．

1 Mモード法による不整脈の記録方法

- 不整脈は，心房と心室が収縮するタイミングをみて診断するが，出生後であれば心電図からこのタイミングを評価する．
- 胎児期には，胎児心エコーで心房心室収縮を同時に記録することでこれを評価し，そのためにMモード法とドプラ法の二つが一般的に用いられる．
- Mモード法は，手技も容易であり，日常診療の範囲では通常はMモード法のみで診断のために十分な情報を得ることができる．

1 Mモード法による記録方法

手順 心臓の四腔断面像にて，心房と心室を通る位置にMモードのラインを設定する（図1）．

図1　Mモード法による心房・心室の収縮同時描出

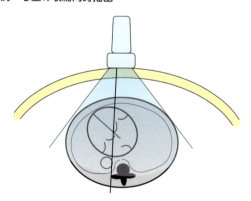

- 心房と心室の収縮の時相から，不整脈の原因を診断する．
- Mモードのラインを心房，心室それぞれ房室弁に近い位置に設定すると収縮が明瞭に記録しやすい．
  ▶ 四腔断面で心室中隔を水平に近く描出するとMモードラインを設定しやすい．

Mモード法による不整脈の記録方法のコツ

- Mモードのラインを心房，心室それぞれ房室弁に近い位置に設定すると，収縮を明瞭に記録しやすい（四腔断面で心室中隔を水平に描出）．
- 例えば，図2のような場合，プローブが①の位置では，心室中隔が画面上に垂直に描出される．この角度では，Mモードで心室，心房の収縮での動きが少なく，判断しにくい．そこで，②の位置にプローブをスライドすると，心室中隔は水平となる．この位置であれば，心室，心房の収縮による動きが大きく判断しやすい．

図2　心房・心室の収縮同時描出に適したプローブの位置

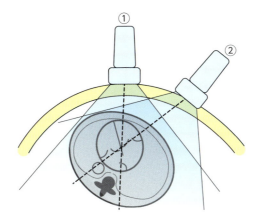

- 左心房では，肺静脈の流入部の突起状構造にカーソルを合わせると心房の動きをとらえやすい．
- 超音波機器によっては，新しいMモードの機能として，Mモードのライン角度を任意に設定したり，四腔断面像の記録動画から後でMモードのラインを設定できるものがあり，これらの機能を利用すると診断しやすい．

Ⅵ 胎児不整脈

2 期外収縮

- 起源により心房期外収縮（premature atrial contraction：PAC）と心室期外収縮（premature ventricular contraction：PVC）があり，全妊婦の1〜3%に認められる．
- 通常は予後良好であるが，一部に病的な不整脈に進行するものがあり，家族には正確な情報の提供が要求される．

1 心房期外収縮（PAC）

- PACの見え方には2種類ある．
  ① PACが心室へ伝導し早いタイミングの心室収縮も認める．
  ② PACが心室へ伝導せず，早いタイミングの心室収縮がないため，次の心室収縮までの間隔が延長する（図1）．直前の収縮から早いタイミングでPACが発生すると，房室結節がまだ不応期のため心室へ伝導しない（blocked PAC）．

図1　Mモード法によるblocked PACの心房・心室の収縮同時描出画像

最初の3拍は，上段の心房収縮（青矢印）が伝導して少し遅れたタイミングで下段の心室収縮（黄色白抜き矢印）が認められるが，3拍目の心房収縮の後に，心房期外収縮（PAC）による早いタイミングで心房収縮（青色白抜き矢印）が認められる．
このタイミングは直前の心房収縮に近く房室結節はまだ不応期であるため，心室には伝導せず心室収縮が生じない（blocked PAC）．
このため，心室収縮を見ると，3拍目の収縮から4拍目（次の心房収縮が伝導した心室収縮）の間が，突然間隔が空いて記録される．

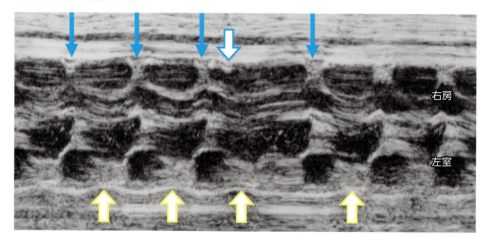

2 心室期外収縮(PVC)(図2)

- 期外収縮の前に心房の収縮を認めない.
- 心房収縮は,一定の洞調律の周期で収縮する.

図2 Mモード法によるPVCの心房・心室の収縮同時描出画像

上段の左心房の収縮(青矢印)は洞調律により一定の間隔で認められる.
下段の右心室収縮を見ると,2拍目(黄色白抜き矢印)は上段の心房収縮からの伝導により認められるが,3拍目の早いタイミングの心室収縮(黄色矢印)は,その前に上段の心房収縮は認めないため,心室期外収縮(PVC)と診断できる.

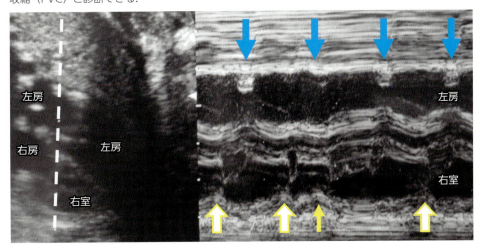

3 動脈ドプラ波形による心拍の間隔からの PAC と PVC の鑑別

- 期外収縮後の次に認める 心室収縮までの間隔 が，鑑別のため 参考となる（図3）．
- 心収縮周期が変わらず次の収縮が 出現すればPVC と考えられる．
- 期外収縮の後，それまでの心収縮周期より 早いタイミングで次の収縮が出現すれば，多くがPAC である．

図3 動脈波形のみからの，PAC と PVC の鑑別

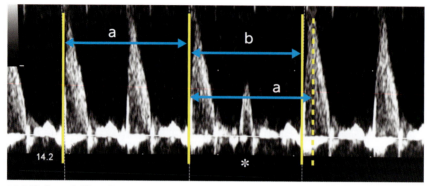

PAC（心室への伝導あり）：
期外収縮（*）を含む2心拍の間隔（b）は，直前の2心拍の間隔（a）より短い．
a＞b

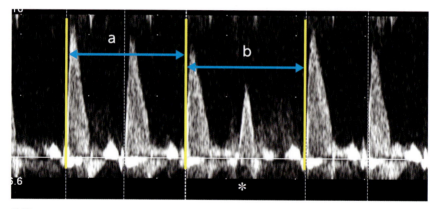

PVC：
期外収縮（*）を含む2心拍の間隔（b）は，直前の2心拍の間隔（a）とほぼ等しい（心収縮周期が変わらない）．
a＝b

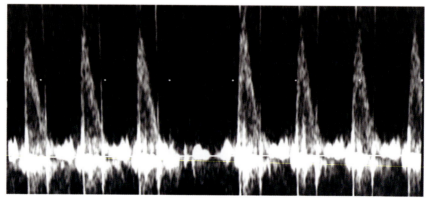

ブロックを伴うPAC：
早いタイミングの期外収縮による波形は認めず，突然間隔が空く．

4 対応方法

- 通常 PAC は，経過とともに消失する良性の不整脈で自然消失する．
- PAC の 0.5～1％ が頻拍発作へ移行する可能性がある．
- PVC も多くは良性だが，重症な基礎疾患を持っている可能性がある．
- PVC では，家族，親戚の突然死の病歴を聴取する．
- レベル II 施設への紹介対象となる PAC，PVC は以下の通りである．
  - PAC：頻度が高い時（1 分間に 20 回以上）や，2 連発，3 連発を認める時，あるいは，心拡大を伴う時（頻拍発作へ移行する可能性が高いと考えられる）．
  - PVC：全例

> **ワンポイントアドバイス**
>
> **注意点：ブロックを伴う PAC の 2 段脈**
> - PAC の 2 段脈（洞調律と PAC が交互に出現）で，PAC が房室結節でブロックされ，心室収縮を伴わない時，2：1 房室ブロックと見誤りやすい．
> - 心房収縮の間隔が一定ではなく，2 回に 1 回早いタイミングで収縮し，この後に心室収縮を認めない（図 4）．
> - 2：1 房室ブロックに見える胎児徐脈で心室拍数 75 回／分以上の時は，多くが PAC の 2 段脈である．

図 4 M モード法による PAC 2 段脈の心房・心室の収縮同時描出画像

上段の洞調律による心房収縮（黄色矢印）は，直後に PAC による早いタイミングの収縮（＊）を認め毎回洞調律の後に認められている（2 段脈）．この PAC は直前の心房収縮からタイミングが早いために心室には伝導せず，下段の心室収縮（黄色白抜き矢印）を見ると，洞調律の心房収縮（黄色矢印）の後のみに認められる．このため，心房収縮と心室収縮の比率は 2：1 となっている．
この症例では，心房収縮が 2 回に 1 回明らかに早期に出現しているため容易に PAC と判断できる．しかし，PAC のタイミングが遅い時には，あたかも心房収縮が一定間隔で収縮しているように見誤ることもあり，心房収縮の間隔を正確に計測して 2 回に 1 回の割合で PAC による早いタイミングの心房収縮が出現していることを確認しなければ鑑別できないこともある．

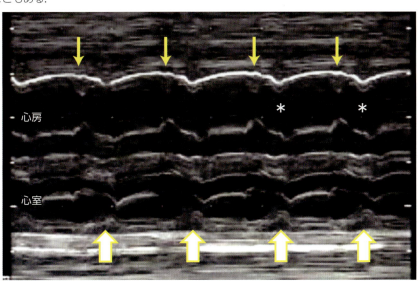

3 胎児徐脈

1 診断基準

- 心室拍数が 100 回／分未満である.
- 分類
  - ▸ 房室ブロック：
    - ・完全房室ブロック：心房と心室の収縮が乖離している.
    - ・2：1 房室ブロック：心房と心室の収縮が 2：1 の比率で伝導する.
  - ▸ 洞性徐脈：心房と心室収縮が 1：1 である.
    - ・在胎週数の標準より 3 パーセンタイル未満の持続性洞性徐脈の症例では，QT 延長症候群を鑑別する.

2 胎児徐脈時の観察項目

- 胎児エコー検査により，心内構造異常，胎児水腫の有無を確認する.
  - ▸ 心内構造異常や胎児水腫合併症例は，予後が不良.
- 母体採血により，母体の抗 SSA 抗体を確認する.
  - ▸ 正常心内構造の胎児房室ブロックは，半数以上が母体抗 SSA 抗体が陽性.
  - ▸ 母体はシェーグレン症候群や全身性エリテマトーデスをまだ発症していないことが多く，症状の有無からは鑑別できない.
  - ▸ 抗 SSA 抗体陽性か否かにより，胎内治療を含めた胎内管理法が異なる.
- 胎児心拍モニター，胎児エコーにより頻拍合併の有無を検索する.
  - ▸ 2：1 房室ブロックや洞性徐脈では QT 延長症候群の可能性があり，特に頻拍発作を合併する症例ではこれを強く疑う.

3 完全房室ブロック

- Mモード法で観察すると，心房と心室の収縮が乖離し，それぞれ一定の周期で収縮している（図1）．

図1 Mモード法による完全房室ブロックの心房・心室の収縮同時描出画像
下段の右心房収縮（黄色矢印）は上段の左心室収縮（黄色白抜き矢印）に伝導せず，心房収縮と心室収縮は関連せず独自の周期で収縮している．

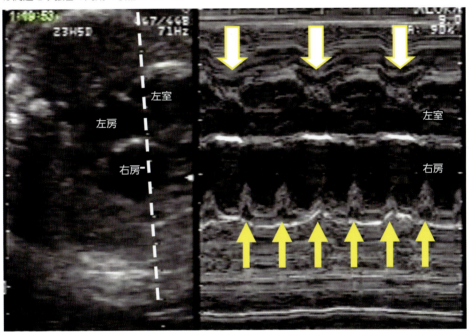

- 完全房室ブロックを認めた時，胎児心エコーにて確認すべき所見．
  ①胎児水腫所見（胸水，腹水，心嚢液，皮下浮腫）
    ▸ 心室拍数が55回／分未満の時は，胎児水腫へ進行しやすい．
  ②心内構造異常の有無を確認する．
    ▸ 1/3～1/2の胎児徐脈症例に心内構造異常を合併する．
    ▸ 心内構造異常には，多脾症，房室中隔欠損，修正大血管転位が多い．
  ③正常心内構造で母体の抗SSA抗体が陽性時
    ▸ 心内膜線維弾性症（endocardial fibroelastosis：EFE）による心内膜エコー輝度の上昇の有無を確認する．
    ▸ 心筋炎による，心筋輝度の上昇の有無を確認する．
    ▸ これらに伴う心機能の低下の有無を確認する．
      ・心収縮の低下（Mモード法）
      ・心拍出量の低下（ドプラ法）
      ・房室弁閉鎖不全（カラードプラ法）

4 抗SSA抗体陽性母体の管理

- 胎児完全房室ブロックの発症頻度は以下の通りである．
  - 前児の既往なし：1〜7%
  - 前児の既往あり（皮疹のみも含む）：15〜18%
- 妊娠初期よりレベルII施設にて管理する．
  - 房室伝導時間の経時的評価により，発症をスクリーニングする．
  - 在宅での胎児心音モニターにより，発症のスクリーニングを行う方法が近年報告された．

5 2:1房室ブロック

- 完全房室ブロックの前段階の可能性がある．
- QT延長症候群の可能性を考え，家族の病歴や心電図異常の有無，および胎児心拍モニターによる頻拍合併の有無を調べる．
- ブロックを伴うPACの2段脈を鑑別する．

6 洞性徐脈

- 心房心室収縮は1:1伝導である．
- 心室拍数が在胎週数の標準より3パーセンタイル未満の持続性洞性徐脈では，QT延長症候群の可能性を考慮する．
  - QT延長症候群では心拍数のvariabilityが低下する．
  - 心室性頻拍の合併を認めることがある．
  - 家族歴を聴取する．

 2012年にMitchellらは，QT延長症候群をスクリーニングする基準を胎児心拍数110以下とするとわずか15%しかスクリーニングできないが，妊娠週数ごとの基準値の3%未満とすると66%がスクリーニングできたと報告している[1]．

参考文献　1) Mitchell JL, et al: Fetal heart rate predictors of long QT syndrome. Circulation 126: 2688-2695, 2012

Ⅵ 胎児不整脈

4 胎児頻脈性不整脈

- 胎児頻脈性不整脈は，進行すると胎児水腫となり胎内死亡をきたす疾患であるが，胎内治療が有効な症例も多く，適切な周産期管理が重要な疾患である．

1 診断基準

- 胎児心室拍数が200回／分以上である．
- あるいは，胎動と関連なく発作性に心拍数が180回／分以上に上昇する．
- 分類
  ▸ 上室頻拍：心房収縮と心室収縮が1：1で伝導（頻度，約60％）
  ▸ 心房粗動：心房収縮と心室収縮が2：1で伝導（頻度，約30％）
  ▸ 心室頻拍：心室収縮のみ頻拍（心房収縮は正常心拍数）（頻度，まれ）
  ▸ その他：心房や心室の収縮に周期性が無い時など

2 胎児頻脈時の観察項目

- 胎児エコー検査により，頻脈の診断とともに，下記の所見を確認する．
  ▸ 心内構造異常，胎児水腫の有無を確認する．
  ▸ 心機能低下の所見として，心拡大の程度や房室弁閉鎖不全の程度を確認する．なお，各種ドプラ血流波形は，頻脈性不整脈自体により変化してしまうため，心機能の判断に使用できなくなることに留意する．
- 胎児心拍モニターにより，下記の所見を確認する．
  ▸ 間歇的な頻拍発作では，頻脈の持続時間を確認する．50％以上の期間頻脈であれば胎児が心不全をきたしてくる可能性が高く，治療介入の適応を考慮することとなる．
  ▸ 頻脈時の心拍数基線変動の有無，頻脈性不整脈が開始および停止する時の心拍変化の様子を見ることで，不整脈診断の参考となる．

3 上室頻拍

- Mモード法で観察すると，心房収縮と心室収縮が1：1で伝導している（図1）.
- WPW症候群（Wolf-Parkinson-White syndrome）によるものが最も多いが，その他の多くの頻脈性不整脈がこの分類に入ってくる.
- 心室収縮から次の心房収縮までの時間が，次の心房収縮から心室収縮までの時間より短ければshort VA（WPW症候群の時），長ければlong VAの上室性頻拍と分類される.

図1　Mモード法による上室頻拍の心房・心室の収縮同時描出画像

下段の右心房収縮（黄色矢印）は上段の左心室収縮（黄色白抜き矢印）と1：1で対応しており，上室頻拍と診断される.
右図は1：1伝導の上室頻拍の形となる代表的な不整脈であるWPW症候群の伝導様式を示す．心房（A）を収縮させた電気信号は房室結節を通り心室（V）へ伝導し心室を収縮させるが，病的な副伝導路があると，その電気信号がその副伝導路を通り心房へ戻り心房を収縮させ，それがまた房室結節を介して心室へ伝導するという，リエントリ回路を形成して頻拍発作をきたす．このため，心房心室収縮の比率は1：1となってくる.

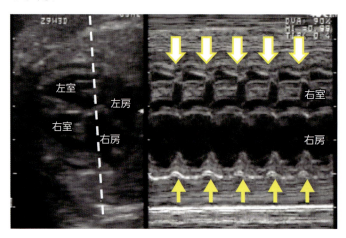
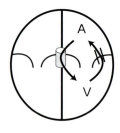

4　心房粗動

- Mモード法で観察すると，心房収縮が400～500回／分と極めて速く，2：1で心室へ伝導し，心室収縮は200～250回／分となっている（図2）．
- 時に，3：1や4：1伝導となり，心室収縮の間隔が空く時がある．

図2　**Mモード法による心房粗動の心房・心室の収縮同時描出画像**
下段の右心房収縮（黄色矢印）は上段の左心室収縮（黄色白抜き矢印）と2：1で対応しており，心房粗動と診断される．
右図は2：1伝導となる心房粗動の伝導様式を示す．心房（A）内の三尖弁周囲にリエントリが形成され，心房は400～500回／分という極めて速い頻度の収縮を繰り返す．その電気信号は房室結節を通り心室（V）へ伝導するが，房室結節の不応期のため2回につき1回しか実際には心室へ伝導されない．このため，心房心室収縮の比率は2：1となってくる．

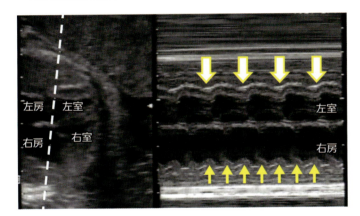
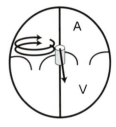

5　心室頻拍

- 心室収縮のみ頻拍（心房収縮は正常心拍数）．

6　対応

- 母体への抗不整脈薬投与による，経胎盤的な胎内治療が有効な症例が多い．
- レベルⅡ施設にて，胎内治療および周産期管理を行う．

心機能評価

胎児の心機能評価については，出生後のそれと異なり超音波による評価が唯一の方法とされている[1]．心臓そのものの収縮能，拡張能評価のみならず，脳や胎盤などの循環障害や脳血流の血流再分布といった心不全の原因により，適した指標を用いることが肝要である．本項では代表的な胎児心機能評価指標について解説する．

VII 心機能評価

1 心室の統合機能評価

1.1 心拍出量（combined cardiac output：CCO）

- 左右心室の推定体重当たりの心拍出量の合計で心機能を評価する
  - CCO＝RVCO＋LVCO
  - RVCO：right ventricular cardiac output
  - LVCO：left ventricular cardiac output
- 半月弁（大動脈弁と肺動脈弁）の断面積，弁直上のドプラ波形をトレースした velocity time integral（VTI），心拍数を使用して各心室の心拍出量を算出する．

> **計算式** 右室または左室 CO（mL/min/kg）＝
> 半月弁輪径（cm）^{2}/ 4×3.14×VTI（cm）×HR（/min）÷
> 推定体重（kg）（ドプラ入射角度＜20°）

- 胎児の並列循環では，両心室で体循環をまかなうので，combined cardiac output（CCO）として評価されることが多く，正常では CCO 425 mL/min/kg で，RVCO は LVCO の 1.4～1.5 倍とされており，妊娠期間を通じて一定の指標である[2]．

1.2 Tei index（myocardial performance index：MPI）

- Tei index は，心室の収縮能と拡張能の両方の機能を反映した指標である．
- パルスドプラで得られた波形から，心室流入血流の終了から再開までの時間（a）から心室駆出時間（b）を除した値を使用して，次の式で計算される（図1）．

> **計算式** Tei index＝（a－b）/ b

- 正常値は，左室 Tei index 0.464±0.08，右室 Tei index 0.466±0.09 とされている[3]．
- 左室では，等容収縮時間（isovolumetric contraction time：ICT），等容拡張時間（isovolumetric relaxation time：IRT）の計測が可能で，いずれも 45 ms 以上は延長と評価する[4]．

図1 Tei index（myocardial performance index：MPI）
ET：駆出時間　ICT：等容収縮時間　IRT：等容拡張時間

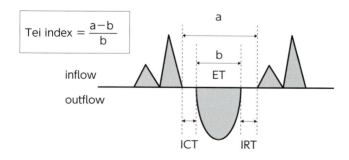

1.3 中心静脈圧評価

- 中心静脈圧の上昇は下大静脈，静脈管，臍帯静脈での血流パターン（静脈血流波形，図2）を用いて判断する．
- 下大静脈血流では，心室収縮期の流入血流速度（s）を心房収縮期の逆流血流速度（a）で除した値 preload index が用いられ，0.50 以上で異常値と考える[5]．

> **計算式** preload index（PLI）＝逆流血流速度（a）／流入血流速度（s）

- 静脈管は正常でも P 波に一致した notch を認め，notch が深くなり逆行性の血流が認められる場合を異常とする．臍帯静脈では，通常連続した波形を示すが，静脈圧の上昇に伴い速度が低下し，心房収縮に一致する notch が認められるようになると以上とする．

図2 部位別の静脈波形（文献1より引用）

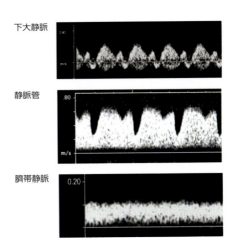

2 心室収縮機能評価

2.1 心室内径短縮率（fractional shortening：FS）

- 右心室と左心室両方の短縮率を用いて各心室の収縮能を評価する．
- 四腔断面において中隔に対してほぼ垂直で長軸方向房室弁直下の位置にMモードのカーソルを位置する．
- Mモードの記録から心室内腔の拡張末期径と収縮末期径の差を拡張末期径で除することでFSが算出される．
- 正常値は週数によらず一定で0.28〜0.40とされている[6]．

> 計算式　FS＝（拡張末期内径－収縮末期内径）／拡張末期内径（%）

2.2 dP/dt

- dP/dtは心室内圧の時間変化曲線の上行脚の傾きを示し収縮力の良い指標とされている．
- 胎児期では，全収縮期房室弁逆流が認められ，連続波ドプラによってその波形が確認できる場合に使用可能である．
- 房室弁逆流（atrioventricular valve regurgitaton：AVVR）の血流速度が0.5 m/secから2.5 m/secまで上昇する，つまり簡易ベルヌーイ式を用いると心室内圧が1 mmHgから25 mmHgに上昇する（＝24 mmHg）のにかかる時間（ΔT）を用いてその傾きから心機能を評価する（図3）．
- 心収縮能低下がある場合には圧の立ち上がりが鈍化する．800 mmHg/sec以下は低値，400 mmHg/sec以下は重度の収縮能低下と考えられている[7]．

> 計算式　dP/dt＝24/ΔT（mmHg/sec）

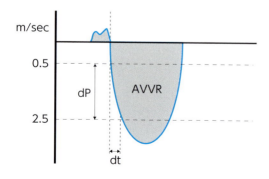

図3 房室弁逆流波形を用いたdP/dtの計測
AVVR：房室弁逆流

3 心室拡張機能評価

- 房室弁流入波形は，E波（拡張早期の early wave）とA波（心房収縮に伴う拡張後期の atrial wave）の二峰性である．
- 出生後はE波がA波よりも高くなるが，胎児期は正常でもE波よりもA波の方が高くなる．
- 妊娠初期で約0.5，中期で約0.8と増加すると報告されている[8]．
- 拡張脳障害例では，E波とA波は融合し単峰性となる．

4 胎児心不全の予後評価

- cardiovascular profile score（CVPS）は，直接的及び間接的な心機能の指標，循環不全の指標5項目を合わせてスコア化したものである．
- 5項目は，胎児水腫の有無，臍帯静脈と静脈管のドプラ波形，CTAR，心機能，臍帯動脈のドプラ波形にて計測する（表1）．
- 各項目それぞれ2点，合計10点満点でスコア化し，CVPS 7点以下の胎児心疾患症例は，8点以上の群より有意に周産期死亡率が高いと報告され[9]，心不全の予後評価に用いることができる．

表1 Cardiovascular Profile Score（文献1より引用）

	正常，2ポイント	−1ポイント	−2ポイント
胎児水腫	なし	胸水 or 腹水 or 心嚢水	皮下浮腫
静脈ドプラ波形（臍帯静脈，静脈管）	臍帯静脈 / 静脈管	臍帯静脈 / 静脈管	臍帯静脈拍動
心臓サイズ（CTAR）	> 0.20 かつ ≦ 0.35	0.35 〜 0.50	> 0.50 または < 0.2
心機能	正常三尖弁逆，僧帽弁 左室 / 右室 FS > 0.28 二相性充満波	汎収縮期三尖弁逆流 or 左室 / 右室 FS < 0.28	汎収縮期僧帽弁逆流 or 三尖弁逆流 dP/dt < 400 or 単相性充満波
動脈ドプラ（臍帯動脈）	臍帯動脈	臍帯動脈（拡張末期血流の消失）	臍帯動脈（逆行性拡張末期血流）

参考文献

1) 日本胎児心臓病学会，日本小児循環器学会．日本小児循環器学会：胎児心エコー検査ガイドライン（第2版）．日本小児循環器学会雑誌 37（suppl）：S1.1-57, 2021.

2) Mielke G, et al: Cardiac output and central distribution of blood flow in the human fetus. Circulation 103: 1662-1668, 2001.

3) Ghawi H, et al: Fetal left and right ventricle myocardial performance index: Defining normal values for the second and third trimesters? Single tertiary center experience. Pediatr Cardiol 34: 1808-1815, 2013.

4) Hernandez-Andrade E, et al: Gestational-age-adjusted reference values for the modified myocardial performance index for evaluation of fetal left cardiac function. Ultrasound Obstet Gynecol 29: 321-325, 2007.

5) Zhang B, et al: Doppler waveforms: The relation between ductus venosus and inferior vena cava. Ultrasound Med Biol 31: 1173-1176, 2005.

6) DeVore GR: Assessing fetal cardiac ventricular function. Semin Fetal Neonatal Med 10: 515-541, 2005.

7) Huhta JC: Guidelines for the evaluation of heart failure in the fetus with or without hydrops. Pediatr Cardiol 25: 274-286, 2004.

8) Godfrey ME, et al: Functional assessment of the fetal heart: A review. Ultrasound Obstet Gynecol 39: 131-144, 2012.

9) Wieczorek A, et al: Prediction of outcome of fetal congenital heart disease using a cardiovascular profile score. Ultrasound Obstet Gynecol 31: 284-288, 2008.

胎児心エコーに必要な基礎知識

胎児循環から新生児循環への移行のメカニズムを知ることで，胎児心エコーの幅が広がる．

VIII 胎児心エコーに必要な基礎知識

1 胎児循環と新生児循環

1 胎児循環の特徴 [1-3]

- 胎児の肺は空気で膨らんでいないため，末梢血管が閉塞して肺の血管抵抗は著しく高い．
- 胎児の左右肺動脈には，両心室拍出量の12〜25%しか流れない．
- 胎児の左右肺動脈血流は，妊娠中期の12〜13%から満期の25%まで2倍に増える．
- 胎児の肺動脈圧と右室圧は，大動脈圧と左室圧より数mmHg高い．
- 胎児の両心室圧は，妊娠満期には60 mmHg前後となる．
- 胎児の平均右房圧は3〜4 mmHg，平均左房圧は2〜3 mmHgである．

> **ワンポイントアドバイス**　胎児血液の酸素飽和度は，酸素が最も豊富な臍静脈で80%，下大静脈67%，下行大動脈および臍動脈60%であり，成人血液の酸素飽和度と比べるとかなり低い．胎児の赤血球に多く含まれるヘモグロビンF（HbF）が成人の赤血球に多く含まれるヘモグロビンA（HbA）より酸素親和性が高いため，酸素飽和度が低い血液でも必要な酸素を運ぶことができる[1]．

2 胎児循環の短絡部位と大動脈峡部 [2]

- 胎児循環の短絡部位は，静脈管，卵円孔，動脈管の3カ所である（表1，図1）．
- 酸素が豊富な臍静脈血流は，静脈管および卵円孔を通過して左房へ流入する．
- 胎児循環は，卵円孔と動脈管により左心系と右心系の並列循環である．
- 両心室が並列循環なので，片方の心室機能が不全でも生存できる．

表1 胎児循環の短絡

①動脈管（ductus arteriosus：DA）	肺動脈血流を下行大動脈へ短絡
②静脈管（ductus venosus：DV）	臍静脈血流を下大静脈へ短絡
③卵円孔（foramen ovale：FO）	静脈管血流を右房から左房へ短絡

1 胎児循環と新生児循環

図1 胎児の三短絡

赤い矢印は酸素が豊富な血流，青い矢印は酸素が乏しい血流を示す．静脈管は臍静脈から下大静脈への短絡血管，卵円孔は右房から左房への短絡経路，動脈管は肺動脈から大動脈への短絡血管であり，胎児循環の成立に三短絡が重要な役割を果たしている．

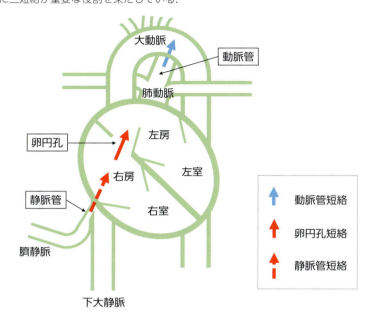

2.1 動脈管[2)]

- 左右肺動脈へ流れにくいため，右室拍出量の78%を動脈管から下行大動脈へ逃がしていると報告されている[4)]．
- 動脈管は，正常な胎児心臓血管系の中で最も血流速度が速い部位である．
- 動脈管は在胎週数が進むとともに生理的な収縮を起こして血流速度は更に速くなる．
- 動脈管の生理的収縮により，左右肺動脈の血流が徐々に増加する．

> **ワンポイントアドバイス**
> 動脈管が胎児期に閉鎖すると肺動脈血流は行き場を無くして肺動脈圧が急激に上昇して右室側へ逆流する．肺動脈弁の重度逆流により，右室の圧負荷と容量負荷が増して著明な拡大と機能不全を起こす．そのため，三尖弁閉鎖不全が生じて右室から右房側への逆流により右房圧が急上昇すると，全身からの静脈還流が阻害されて胎児水腫を引き起こすことがあり注意が必要である．

2.2 静脈管 [4, 5]

- 臍静脈血流の一部は静脈管を介して右房近傍の下大静脈から右房へ入るが，狭い静脈管を通過して速度の速くなった血流が卵円孔弁を押し開けて左房へ流入する．静脈管を通過しない残りの血流は肝臓の門脈へ還流する．
- 臍静脈の酸素が豊富な血液は，臍静脈から静脈管を介して右房から卵円孔を通過して左房・左室・大動脈から全身へ送られる．
- 静脈管を通過する血流量は在胎週数とともに低下し，臍静脈血流に対する割合は在胎20週の50％から妊娠満期の20％まで減少する．
- 胎児が循環血液量減少や低酸素血症により十分な酸素を全身に送れない時，静脈管が拡張して静脈管血流が増えるとの報告もあるが，その調節の機序は明らかにされていない．

> **ワンポイントアドバイス**　妊娠後期になると静脈管を通過する血流量が減少する．このため，臍静脈の酸素が豊富な血液は，門脈を介して肝臓へ運ばれる量が増える．肝臓が蛋白合成など胎児の成熟に重要な役割を果たすと考えられている．

2.3 卵円孔 [2]

- 卵円孔は，心房中隔の一次中隔壁が弁（flap）のような働きをして右から左へと一方向に血液を流す（**図2**）．
- 下大静脈からの血流は右房内の分界稜により卵円孔へ向かい左房内に流入する．
- 胎児の平均右房圧は 3 〜 4 mmHg，平均左房圧は 2 〜 3 mmHg である．
- 卵円孔を通過する血流量は在胎週数とともに低下するが，一方，週数とともに肺血流量が増加して左房へ還流する血流が増えるために，左室の容量負荷は同程度である．

2.4 大動脈峡部 [2]

- 左室から大動脈へ拍出する血流は，大動脈峡部があるために大動脈弓の分枝血管へ流れやすくなる（**図3**）．
- 大動脈峡部は，左側鎖骨下動脈起始部と動脈管流入部の間にあり，酸素が豊富な血流と乏しい血流の分水界である．
- 大動脈峡部が狭いため，上行大動脈の酸素が豊富な血液が冠動脈，頸動脈，鎖骨下動脈を介して，心臓，頭部（脳）などの主要臓器に酸素を供給しやすくしている．

> **ワンポイントアドバイス**　ヒトの胎児では，動物の胎児より右室優位性が目立たない．右室：左室の拍出量比はヒト 1.2~1.3：1 に対して動物 2：1 である．ヒトの胎児では，酸素の豊富な血液が十分に頭部へ供給できるように左室拍出量が維持されているため，右室優位性が動物の胎児より目立たないと考えられている [3]．

図2 胎児の卵円孔

卵円孔は，一次中隔（緑色の壁）と二次中隔（オレンジ色の壁）の二重構造により形成されている．二次中隔側に開いた孔と一次中隔側に開いた孔の位置が左右にずれており，図のように一次中隔の壁は卵円孔弁（flap）として機能する．酸素の豊富な下大静脈の血流（赤い矢印）は卵円孔から左房へ，酸素の乏しい上大静脈の血流（青い矢印）は三尖弁から右室へ流入する．通常，胎児期に右房圧が左房圧より高いために卵円孔は右左短絡となり，出生後は肺静脈還流量が増えて左房圧が上昇し flap が左房側から右房側へ圧排されて卵円孔を閉鎖する．

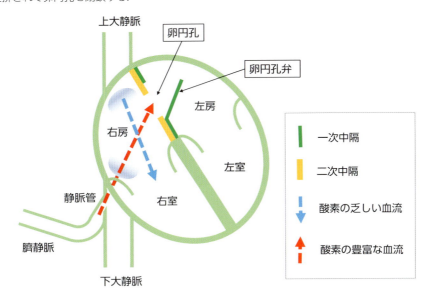

図3 胎児の大動脈峡部

大動脈峡部（Isthmus）は血管径が生理的に細くなり大動脈血流が下行大動脈へ流れにくい状態にしている．そのため，左室から拍出した酸素が豊富な血流（赤い矢印）は，冠動脈，頸動脈，鎖骨下動脈へ十分に流入することができる．大動脈峡部の病的に細くなった状態が大動脈縮窄である．

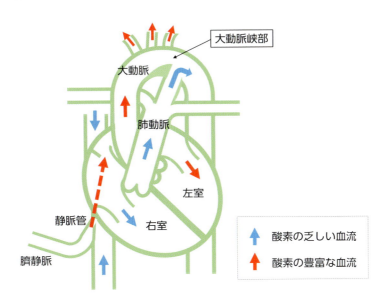

胎児循環から新生児循環への移行[3,5]

- 胎児循環と新生児循環（**図4**）には**表2**に挙げるような相違がある．
- 並列循環から直列循環へ出生直後の数分以内に変化するが，完全に移行するには数時間を要する．
- 出生直後の呼吸数回により肺が膨らみ肺血管抵抗は胎児期の20％以下になり，生後24時間以内に肺動脈圧が体血圧の半分以下となる．生後6週間で肺動脈圧は成人と同等の圧まで低下する．肺血管抵抗が低下して，肺血流量は増加する．
- 体循環と連結していた血管抵抗の低い胎盤循環が無くなり体血管抵抗が高くなる．
- 肺静脈還流の増加による左房圧上昇から卵円孔が閉鎖するなど，正常児の出生後に不要な3つの短絡（卵円孔，動脈管，静脈管）が全て閉鎖して直列循環へ移行する．

> 出生後の左室には，肺静脈還流量が急激に増加して容量負荷（前負荷）と体血管抵抗上昇による圧負荷（後負荷）がかかる．先天性心疾患により左室に更なる前負荷や後負荷がかかると比較的早期に左室機能が低下して左心不全に陥りやすい．

図4 新生児の循環

胎盤循環からの離脱と呼吸の開始により不要となった胎児循環の三短絡が全て閉鎖している．その結果，酸素が豊富な血流（赤い矢印）と酸素が乏しい血流（青い矢印）が，左心系と右心系に各々完全に分かれている．

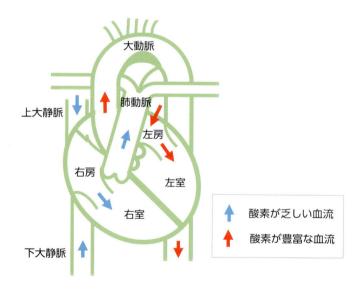

表2 胎児循環と新生児循環の相違

	胎児循環	新生児循環
肺血管抵抗	極めて高い	低い
動脈管	右左短絡	左右短絡→閉鎖
静脈管	開存	閉鎖
卵円孔	右左短絡	左右短絡→閉鎖
大血管圧	肺動脈圧≧大動脈圧	肺動脈圧＜大動脈圧
心室圧	右室圧≧左室圧	右室圧＜左室圧

4 先天性心疾患が出生後に急変する理由 [6, 7]

- 出生後，急激に病態の悪化する先天性心疾患がある（**表3**）.
- 胎児循環の短絡（動脈管，卵円孔，静脈管）に依存している心疾患では，出生後に短絡が生理的に狭窄または閉鎖することにより急変する.
- 出生後，数日から数週間後に肺血管抵抗が十分に低下してから，肺血流量の急増または肺動脈圧低下から冠動脈血流の減少により症状が顕在化するものに，左右短絡心疾患や冠動脈起始異常などがある.
- 総肺静脈還流異常（重度閉塞型）や左心低形成症候群（卵円孔閉鎖）など正常な肺循環が確立していない胎児は，胎盤循環が無くなると酸素が供給できずに出生後急変する.
- 特に肺血管床が不可逆的かつ高度に障害されている場合（Nutmeg Lung）は，出生直後に緊急手術を施行しても救命は難しい.

表3 出生後に悪化する疾患

動脈管依存性心疾患	大動脈の閉塞病変，肺動脈の閉塞病変，大血管転位，重度肺高血圧
卵円孔依存性心疾患	僧帽弁の閉塞病変，三尖弁の閉塞病変，大血管転位，重度三尖弁閉鎖不全
静脈管依存性心疾患	総肺静脈還流異常（下心臓型，門脈へ還流する場合）
左右短絡心疾患	心室中隔欠損，房室中隔欠損，動脈管開存など
冠動脈異常心疾患	冠動脈肺動脈起始，冠動脈右室瘻など
胎盤依存性疾患	肺循環不能（肺静脈還流の閉鎖など），呼吸不能（喉頭閉鎖など）

4.1 動脈管依存性心疾患

- **動脈管依存性心疾患**には，大動脈血流依存型，肺動脈血流依存型，混合血流依存型などがある．
- **大動脈血流依存型**に，重症大動脈狭窄，大動脈閉鎖，左心低形成症候群，大動脈縮窄（図5），大動脈弓離断などがある．

図5　動脈管依存性心疾患（大動脈縮窄）

胎児：大動脈縮窄の病変部により大動脈弓から下行大動脈へわずかな順行性血流（赤い点線矢印）しか認めないが，下行大動脈には，肺動脈血流が動脈管（DA）を介して十分に流れている．

新生児：動脈管（DA）が出生後に収縮して，下行大動脈へわずかな血流（青い点線矢印）しか流れていない．下半身の血流は急激に減少するため乏尿，無尿，肝機能障害，消化器症状などが出現する．

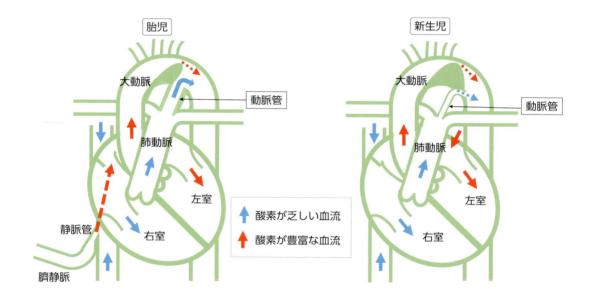

- **肺動脈血流依存型**には，以下のものがある．
  - 重症肺動脈狭窄または肺動脈閉鎖が合併したファロー四徴症，両大血管右室起始，単心室など．
  - 純型肺動脈閉鎖（図6）．

図6 **動脈管依存性心疾患（純型肺動脈閉鎖）**
胎児：右室から肺動脈への血流が閉ざされているが，左右の肺動脈には大動脈から動脈管を介して十分に流れている．
新生児：動脈管が出生後に収縮して，左右の肺動脈にはわずかな血流（紫色の点線矢印）しか流れないためチアノーゼが急激に悪化する．

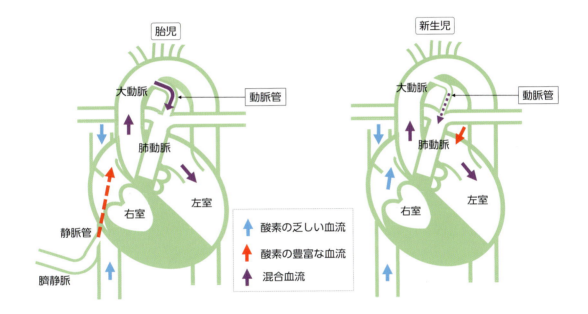

- **混合血流依存型**には，大血管転位（図7）などがある．出生後に卵円孔と動脈管が閉鎖していなければ，動脈管による肺血流増加から肺静脈還流および心房間における左右短絡量が増えて全身の酸素飽和度をある程度まで維持することができる．

図7 **卵円孔および動脈管依存性心疾患（大血管転位）**

胎児：卵円孔と動脈管が十分に開存しているため，酸素が豊富な血流と酸素が乏しい血流が混合しやすい状態である．しかしながら，左室から大動脈へ流れる血流の酸素飽和度は正常胎児より低いため頭部の発育低下を示す報告がある．

新生児：動脈管が出生後に収縮して，左右の肺動脈にはわずかな血流（紫色の点線矢印）しか流れないため肺静脈還流量が減り心房間血液の混合（mixing）が低下する．また，卵円孔自体も生後に狭小化して短絡量が減少（赤色の点線矢印）するためチアノーゼが急激に悪化する（大血管転位では出生直後の急激な卵円孔狭小化は稀ではない）．

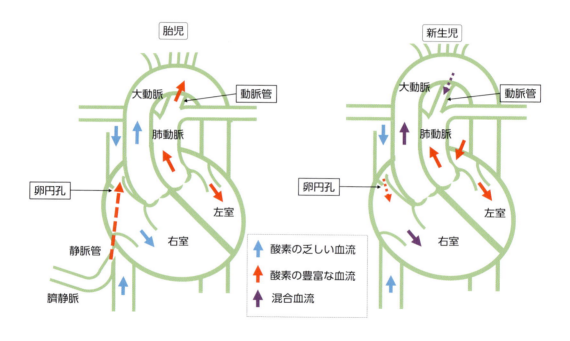

- **肺高血圧型**には，体血圧を超える重度肺高血圧を呈する横隔膜ヘルニアなどがある．容量負荷および圧負荷により拡大した右室が左室を圧排して左室不全に陥るような場合には，動脈管を開存させると右室の負荷が軽減して病態を改善できる．

4.2 卵円孔依存性心疾患

- **右房血流依存型**には，三尖弁の閉鎖（図8）または重度狭窄，あるいは重度閉鎖不全があり卵円孔により右房血流を左房へ送る．

図8　卵円孔依存性心疾患（三尖弁閉鎖）

胎児：卵円孔が十分に開存しているため，三尖弁が閉鎖しても右房の血流は十分に左房へ流れ，左室から心室中隔欠損を介して右室へ流れる．また，大動脈血流が動脈管を介して肺動脈へ流れている．

新生児：三尖弁閉鎖では卵円孔の短絡血流方向が出生前後で変わらないため，出生直後の卵円孔狭小化は稀である（水色の矢印）．一方，肺動脈狭窄がある場合には，動脈管が出生後に収縮すると大動脈から肺動脈への血流が低下する．

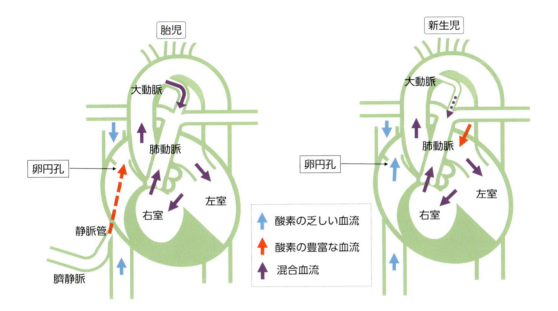

- **左房血流依存型**には，僧帽弁の閉鎖または重度狭窄があり〔左心低形成症候群（図9）も含む〕，卵円孔により左房血流を右房へ送る．

> **図9** 卵円孔および動脈管依存性心疾患（左心低形成症候群）
>
> **胎児**：卵円孔が十分に開存しているため，左房の血流は右房，右室，肺動脈へ流れる．また，動脈管が十分に開存しているため，大動脈血流は肺動脈から動脈管を介して流れている．肺血管抵抗が高いために左右肺動脈へ血流が流れにくい分，大動脈の方へ十分な血流を流すことができる．
>
> **新生児**：左心低形成症候群は，動脈管が出生後に急激に収縮することでショックとなる．しかし，動脈管が十分に開存していても，肺血管抵抗が生理的に低下して肺動脈へ大量の血液が流れると動脈管を介して大動脈へ流れる血流が低下してショックを来す（紫色の点線矢印）．一方，卵円孔は血流方向が出生前後で変わらず，肺血流が増加して短絡量も増えるため，出生後に狭小化を来すことは稀である．しかし，胎児期より卵円孔が閉鎖または極度の狭小化を来している例は肺静脈血流がうっ滞することで肺血管床が障害される．この障害が重度であれば出生後に卵円孔を拡大しても救命が困難な場合がある．

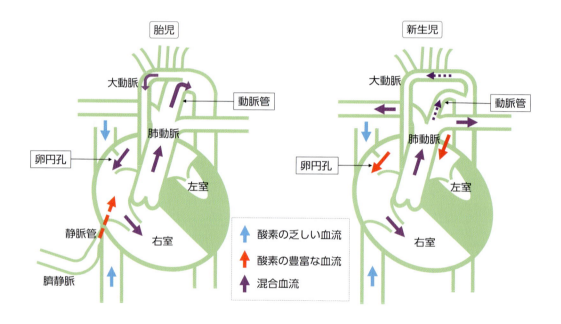

- **混合血流依存型**には，大血管転位などがあり，卵円孔による動脈血および静脈血の混合（mixing）が必要となる．
- 大血管転位は，出生直後の卵円孔狭小化を予測することが極めて困難であり，心房中隔欠損が無い場合は緊急処置が可能な施設で娩出することが推奨されている[6]．
- 卵円孔依存性心疾患は，出生前後の卵円孔短絡方向により3つに分類できる（表4）．

表4 卵円孔の短絡方向（分類）

短絡方向	出生前 → 出生後	主な卵円孔依存性疾患
同方向	右左短絡 → 右左短絡	三尖弁閉鎖，純型肺動脈閉鎖
同方向	左右短絡 → 左右短絡	左心低形成症候群，僧帽弁閉鎖
逆方向	右左短絡 → 左右短絡	大血管転位（正常胎児）

> **ワンポイントアドバイス**
>
> 大血管転位が，胎児心エコーで卵円孔狭小化を予測できない理由は，三尖弁閉鎖や左心低形成症候群と異なり，出生前後で卵円孔の短絡血流方向が大血管転位のみ逆方向となり，かつ，卵円孔弁（flap）が閉じやすい血流方向に変わるためである（図7参照，正常胎児の卵円孔が出生後に閉鎖するのと同じ機序）．そのため，出生直後に緊急でバルーン心房中隔裂開術（BAS）を施行することが多くなる．胎児期に卵円孔が大きく開いていることを確認しても，出生直後の状況はわからない．これまで様々な胎児心エコー検査による狭小化の予測方法が報告されているが，胎児心エコー検査により予測することは難しい．

4.3 静脈管依存性心疾患

- 総肺静脈還流異常の下心臓型で門脈へ還流する場合には，静脈管が十分に開存していれば肺静脈血流が右心房へ還流しやすいために閉塞症状が出現しにくい．
- 上記疾患で静脈管が閉鎖すると肺静脈血流が門脈から肝臓の末梢循環（類洞毛細血管）を介してから心房へ還流するため，静脈性肺うっ血が悪化する．緊急手術が困難な状況では静脈管へステント挿入を試みられることがある．

4.4 肺血管抵抗低下により悪化する疾患

- 肺血管抵抗が生理的に十分低下する生後1〜2週間頃に悪化する心疾患がある.
- 大きな左右短絡がある心室中隔欠損（図10），動脈管開存，房室中隔欠損，単心室などは，生後数週間で血管抵抗が低下した肺へ短絡を介して流れやすくなり，肺血流増加により肺うっ血が悪化して呼吸症状が出現しやすい.

図10　左右短絡心疾患（心室中隔欠損）

胎児：胎児の両心室圧はほぼ同等のため，大きな心室中隔欠損が存在しても心室間短絡はわずかしか生じない（紫色の左右方向の矢印）．

新生児：出生後に肺血管抵抗が生理的に低下して肺動脈圧および右室圧が低下すると，心室中隔欠損を介して大量の左右短絡を生じる．その結果，著しい肺血流増加（紫色の矢印）により多呼吸や陥没呼吸などの呼吸器症状が出現する．

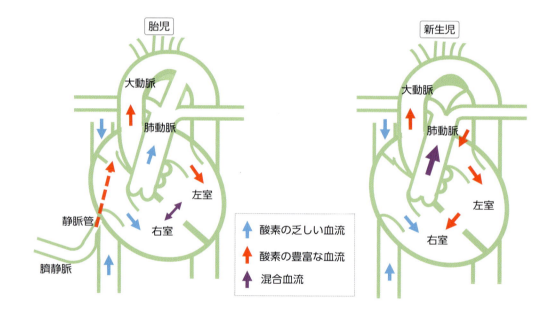

- 冠動脈起始異常（左冠動脈肺動脈起始症，Bland-White-Garland 症候群）の場合には，出生後に肺血管抵抗が低下して肺動脈圧が下がると冠動脈還流が低下して，心筋の虚血性変化を来たして拡張型心筋症に類似の病態となる．また，冠動脈右室瘻が発達している場合には，同様に肺動脈圧および右室圧の低下により冠動脈血流が右室側へ奪われて冠動脈還流が低下する steal 現象のために，心筋の虚血が生じる．

1 胎児循環と新生児循環 99

4.5　胎盤から離脱が困難な疾患（胎盤依存性疾患）

- 肺循環が確立できないか，呼吸が開始できない場合は，胎盤からの離脱は極めて困難である．
- 左心低形成症候群および卵円孔閉鎖，総肺静脈還流異常および肺静脈閉鎖，先天性上気道閉塞症候群（congenital high airway obstruction syndrome：CHAOS）などの疾患である．

> **ワンポイントアドバイス**
>
> CHAOS症例は，帝王切開にて胎児を娩出して胎盤循環が維持されている間に気管切開などの手術を行うEXIT（ex utero intrapartum therapy）により救命できる．CHAOSは心疾患ではないが，胎児心エコー検査時に，過膨張した肺（横隔膜は腹腔側へ凸）に心臓が圧排されて滴状心となり心臓全体が小さく見えることや肺のエコー輝度が高くなること（気管内分泌物が喉頭閉鎖などにより外へ排出できずに生じる）などから出生前診断される重要な疾患である．

参考文献

1)　Barret KE, et al: Ganong's Review of Medical Physiology, 25th edition. McGraw-Hill, pp614-617, 2016

2)　Allan L, et al（Ed）: Textbook of Fetal Cardiology. GMM, pp31-43, pp126~127, pp323~331, 2000

3)　Yagel S, et al（Ed）: Fetal Cardiology, 3rd edition. CRC Press, pp106-107, pp729-736, 2019

4)　Rychik J, Tian Z: Fetal Cardiovascular Imaging. Elsevier Saunders, pp2-7, 2012

5)　Polin RA, et al（Ed）: Fetal and Neonatal Physiology, 5th edition. Elsevier, pp 599-611, pp786-794, 2017

6)　Donofrio MT, et al: Diagnosis and Treatment of Fetal Cardiac Disease: A Scientific Statement from the American Heart Association. Circulation 129: 2183-2242, 2014

7)　Moon-Grady AJ, et al（Ed）: Guidelines and Recommendations for Performance of the Fetal Echocardiogram: An Update from the American Society of Echocardiography. J Am Soc Echocardiogr 36: 679-723, 2023

2 先天性心疾患の発生頻度

先天性心疾患の発生原因 [1)]

- 先天性心疾患は，遺伝因子と環境因子の関与により発生する．
- 先天性心疾患は，遺伝的な異常が主要な原因とされている．
- 既知の染色体異常や単一遺伝子異常によるものは，先天性心疾患全体の 20% 以下である．

> **ワンポイントアドバイス**　遺伝解析の進歩により，単なる染色体異常や単一遺伝子異常は発生原因のごく一部であり，多くの先天性心疾患は，変更遺伝子，突然変異，特定遺伝子のコピー数多型など様々な遺伝上の問題が原因として発生することが解明されつつある．

2 先天性心疾患の発生頻度 [2)]

- 先天性心疾患の発生頻度は，出生児 1000 人中 6 〜 12 人である（約 1%，100 人に 1 人）．
- 先天性心疾患は，先天異常の中で頻度が最も高く，30% 以上を占めるとの報告がある（図1）[3)]．

図1　先天異常の頻度 [3)]

文献 3 のデータを基に作成したグラフである．先天異常を集計した全症例の 37% を先天性心疾患が占めており最も頻度が高い．母集団は米国の 2008 年全国調査であり約 105 万人の出生児を対象にしている．この報告の中で先天異常の発生頻度は全部で 1000 人中 29.2 人と記されており，先天性心疾患の発生頻度は 1000 人中，29.2 人 × 0.37 より約 11 人 となる．

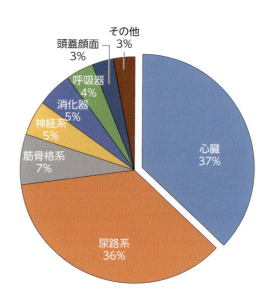

- 心室中隔欠損は，最も頻度が高い心疾患で軽微なものを含めると頻度2～5%という報告もある（図2）[2]．
- 大動脈二尖弁は，無症状なものを含めると頻度が非常に高く約1%といわれている．

図2 **心疾患別の発生頻度（出生児1000人中）**[2]

文献2のデータを基に作成したグラフである．心疾患別発生頻度を頻度の高い順に上位10疾患を示している．先天性心疾患の発生頻度に関する44編の報告データをまとめたものだが，VSD（心室中隔欠損）の発生頻度が圧倒的に高く，出生児1000人中約3.5人である．
VSD：心室中隔欠損　ASD：心房中隔欠損　PDA：動脈管開存　PS：肺動脈狭窄
TOF：ファロー四徴症　CoA：大動脈縮窄　AS：大動脈狭窄　AVSD：房室中隔欠損
TGA：大血管転位　HLHS：左心低形成症候群

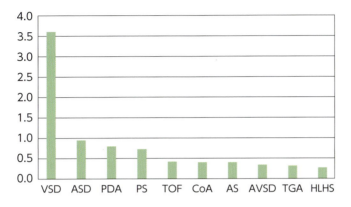

> **ワンポイントアドバイス**　先天性心疾患の発生頻度は，報告により疾患の定義や母集団が異なるため，出生児1000人中4～50人（0.4～5%）とかなり幅がある．軽微な病変を含めると出生児1000人中75人（7.5%）前後という報告もある．

3 先天性心疾患のスクリーニング[4,5]

- 先天性心疾患は，周産期死亡原因の約20%を占めるためスクリーニングが重要である（図3）[6]．
- 先天性心疾患の90%前後は，低リスクの母集団から診断されている．
- 先天性心疾患の90%はリスクの低い妊娠から出生するため，全ての妊娠をスクリーニングすべきである．
- 四腔断面によるスクリーニングの感度は，50%以下である．
- 四腔断面に流出路断面と three-vessel trachea view を加えると感度は90%前後まで上昇する．

図3　周産期死亡の原因疾患[6]

文献6のデータを基に作成したグラフである．先天異常から周産期死亡した全208症例を分析したものだが，先天性心疾患が20%を占めており最も頻度が高い．

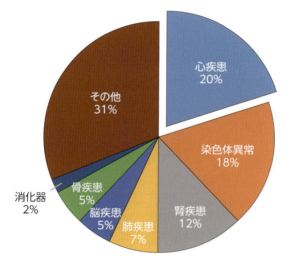

> **ワンポイントアドバイス**
> - 流出路断面は，重篤な先天性心疾患を検出する感度が四腔断面の2倍である．そのため，重篤な心疾患をスクリーニングするために重要な基本断面は，四腔断面ではなく流出路断面である[7]．
> - 出生前診断率は，左心低形成症候群では84.6%と非常に高く大血管転位では17.0%と極めて低いという報告がある（図4）[8]．また，総肺静脈還流異常やファロー四徴症も出生前診断率が低い（図5）[9]．

図4　心疾患別の胎児診断率[8]

文献8のデータを基に作成したグラフである．1993〜2002年のオーストラリアのヴィクトリア地方における胎児診断率を疾患別に示したものである．出生前診断率は，CoA（大動脈縮窄）やTGA（大血管転位）で低い．
HLHS：左心低形成症候群　UVH：単心室　Truncus：総動脈幹遺残　AVSD：房室中隔欠損
TOF：ファロー四徴症　CoA：大動脈縮窄　TGA：大血管転位

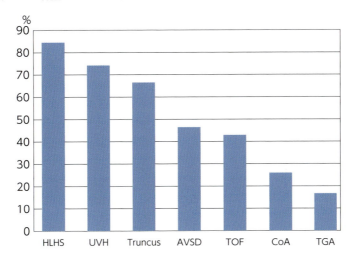

図5　心疾患別の胎児診断率[9]

文献9のデータを基に作成したグラフである．図4と同様に胎児診断率の疾患別に示したものだが，1993〜1995年の英国の小児心臓病を扱う17施設におけるデータである．出生前診断率は，TOF（ファロー四徴症），TAPVR（総肺静脈還流異常），TGA（大血管転位）で低い．
UVH：単心室　HLHS：左心低形成症候群　PAIVS：純型肺動脈閉鎖　AVSD：房室中隔欠損
TOF：ファロー四徴症　TAPVR：総肺静脈還流異常　TGA：大血管転位

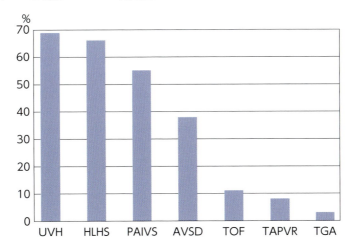

図6　訓練プログラムによる出生前診断率の変化[10]

文献10のデータを基に作成したグラフである．英国のウェールズ地方におけるデータだが，独自の胎児心エコー訓練プログラムを実施した前後における出生前診断率を疾患別に示したものである．劇的な改善を示しているが，単独TAPVR（総肺静脈還流異常）の出生前診断率を飛躍的に向上させることは難しかったようだ．

HLHS：左心低形成症候群　Truncus：総動脈幹遺残　TGA：大血管転位　AVSD：房室中隔欠損
TOF：ファロー四徴症　COA：大動脈縮窄　TAPVR：総肺静脈還流異常

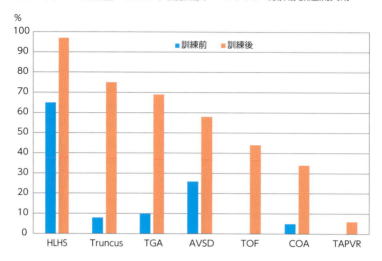

参考文献

1) Gelb BD, et al: Complex genetics and the etiology of human congenital heart disease. Cold Spring Harb Perspect Med 4: 1-12, 2015
2) Hoffman J, et al: The incidence of congenital heart disease. JACC 39: 1890-1900, 2002
3) Egbe AC: Birth defects in the newborn population: race and ethnicity. Pediatrics and Neonatology 56: 183-188, 2015
4) Donofrio MT, et al: Diagnosis and treatment of fetal cardiac disease: a scientific statement from the American Heart Association. Circulation 129: 2183-2242, 2014
5) Achiron R, et al: Extended fetal echocardiographic examination for detecting cardiac malformations in low risk pregnancies. BMJ 304: 671-674, 1992
6) Young ID, et al: Lethal malformations and perinatal mortality: a 10 year review with comparison of ethnic differences. BMJ 295: 89-91, 1987
7) Sklansky MS, et al: Prenatal screening for major congenital heart disease. J Ultrasound Med 28: 889-899, 2009
8) Chew C, et al: Population-based study of antenatal detection of congenital heart disease by ultrasound examination. Ultrasound Obstet Gynecol 29: 619-624, 2007
9) Bull C: Current and potential impact of fetal diagnosis of prevalence and spectrum of serious congenital heart disease at term in the UK. British Paediatric Cardiac Association. Lancet 354: 1242-1247, 1999
10) Uzun O, et al: Training: improving antenatal detection and outcomes of congenital heart disease. BMJ Open Quality 7: e000276, 2018

3 ハイリスク妊娠

Ⅷ 胎児心エコーに必要な基礎知識

- すべての妊婦は，レベルⅠの胎児心臓スクリーニングの対象である．なぜなら先天性心疾患の90%は，明らかなリスクファクターを有していない妊娠から発生するからである．
- 特に，一般の妊娠よりも先天性心疾患の発生率が高いリスクファクターを有する妊娠（ハイリスク妊娠）は，より慎重な胎児心臓スクリーニングが求められる．
- ハイリスク妊娠は，慎重なレベルⅠの胎児心臓スクリーニングが求められる．それが行えない場合は，胎児循環器疾患に精通した医師によるレベルⅡの心精査が求められる．
- リスクの程度によっては，最初から胎児循環器疾患に精通した医師によるレベルⅡの心精査を行ってもよい．
- ハイリスク妊娠の要因として，家族歴，母体疾患，妊娠中のteratogenの曝露，胎児異常がある（**表1**）．

表1 先天性心疾患のハイリスク妊娠

①先天性心疾患の家族歴	先天性心疾患（同胞，両親） 心疾患との関連が強いと考えられている症候群
②母体疾患	糖尿病 膠原病（シェーグレン症候群，全身性エリテマトーデス） フェニルケトン尿症
③妊娠中のteratogenの曝露	薬剤 感染症 放射線
④胎児異常	胎児発育不全（fetal growth restriction：FGR） discordant twin increased nuchal translucency（NTの肥厚） 胎児不整脈 心外形態異常 胎児染色体異常

106   Ⅷ   胎児心エコーに必要な基礎知識

1   家族歴

1.1   同胞・両親に先天性疾患

- 先天性心疾患は多因子遺伝である．よって，家族に先天性心疾患がいる場合，先天性心疾患の発生率が一般より高くなる．
- 先天性心疾患の家族歴は，より慎重なレベルⅠの胎児心臓スクリーニングもしくはレベルⅡの心精査の適応として最も多い．
  ①同胞が先天性心疾患
  - ▸ 同胞に1人，先天性心疾患がいる場合，胎児が先天性心疾患である確率は2〜4%である．
  - ▸ 同胞に2人，先天性心疾患がいる場合，胎児が先天性心疾患である確率は約10%である．
  - ▸ 同胞の先天性心疾患の種類により，胎児が先天性心疾患である確率が異なる．
  ②母体が先天性心疾患
  - ▸ 母体が先天性心疾患の場合は，胎児が先天性心疾患である確率は10〜12%である．
  - ▸ 母体の先天性心疾患の種類によって，胎児が先天性心疾患である確率が異なり，内臓逆位や房室中隔欠損の場合は10〜14%だが，大血管転位やファロー四徴症の場合は3%以下である．
  ③父親が先天性心疾患
  - ▸ 父親が先天性心疾患の場合は，胎児が先天性心疾患である確率は低く，2〜3%である．

1.2   先天性心疾患と関連が強いと考えられている症候群

- 以下の家族歴がある場合は，胎児が先天性心疾患である確率が高まるため，より慎重なスクリーニングが求められる．
  ①同胞が，先天性心疾患と関連がある常染色体劣性遺伝を有する．
  ②親が，先天性心疾患と関連がある常染色体優性遺伝性疾患を有する．
  ③同胞や親が，先天性心疾患と関連がある微細欠失症候群（例：22q11.2欠損症候群，ウィリアムス症候群，アラジール症候群）に罹患している場合．

2   母体疾患

2.1   糖尿病

- 母体が明らかな糖尿病の場合，胎児の先天性心疾患発生率は，一般の5倍（3〜5%）に上昇する．
- 先天性心疾患の中で，特に，単心室，内臓逆位，総動脈幹症，大血管転位が多い．
- 初期のHbA1cの上昇は，心臓も含めた先天性疾患の増加と関連があり，初期HbA1c > 8.5%で先天性疾患の可能性が上昇する．
- 後期のHbA1cの上昇は，肥大型心筋症と関連があり，後期HbA1c > 6%で心筋肥大の有無を確認した方がよいが，有効性については証明されていない．

2.2　膠原病（シェーグレン症候群，全身性エリテマトーデス）

- シェーグレン症候群や全身性エリテマトーデスで認められる抗 SSA 抗体は，胎盤を移行し，胎児の刺激伝導路系や心筋を障害して永続的な房室ブロックや心筋炎を引き起こす．
- 抗 SSA 抗体には 52 kD と 60 kD の 2 種類があり，52 kD が主に房室ブロックに関与している．
- 抗 SSA 抗体陽性の妊婦からは，児の約 1% に房室ブロックが発症する．
- 房室ブロック児を出産したことのある抗 SSA 抗体陽性の妊婦は，次児の約 15 ～ 18% に房室ブロックが再発する．
- 抗 SSA 抗体の抗体価が高いほど房室ブロックのリスクが高まる傾向にある．

■1　検査時期

- 房室ブロックが出現する時期は妊娠 18 ～ 24 週が多い．しかし，スクリーニング方法として対象となる胎児や適切な検査方法はわかっていない．
- 海外では房室ブロックを出産する可能性の高い妊婦においては毎週，胎児心エコーで PR 間隔を計測することにより，早期発見に努める管理指針が提案されている．適切な観察の間隔にコンセンサスがなく，技術的にも高度な技術が要求されること，時間的な負担が大きいという問題点がある．
- 房室ブロックの進展は急に起こるため，1 週間ごとのモニターでは不十分との意見もある．正常調律から 6 ～ 12 時間後には，2 度・3 度房室ブロックに進展している．
- よって，早期発見のためには，1 日 2 ～ 3 回の頻度で自宅での自身による胎児心拍のリズムを確認し，早期発見を試みる研究が行われている[1]．

■2　治療法

- 予防方法として，抗 SSA 抗体が陽性で前児が房室ブロックであった場合，次児以降の再発率が高いため，積極的に経胎盤的ステロイド投与を行う下記の方法が報告されている．
  - ▶ 妊娠 12 週からベタメタゾン 2 mg を服用し 20 週から 2 週間毎に半減する方法
  - ▶ 妊娠 10 週からハイドロクロロキン 400 mg を分娩まで内服する方法
- 治療方法として，PR 間隔の延長を認めてからデキサメサゾン 4 mg を服用する方法[12] が考案されている[1]．しかし，治療開始の時期について，PR 延長を認めて 12 時間以内に治療を開始しなければ，房室ブロックの進展を防ぐことができなかった報告もある[3]．
- 胎盤移行性の高いフッ化ステロイドを使用することについては，児への中枢神経発達への影響や有効性について結論が出ていないので，慎重に検討する必要がある．

2.3　フェニルケトン尿症

- 治療が十分になされていない母体フェニルケトン尿症では，先天性心疾患，発達不全，発育不全，小頭症などの胎児異常の発生率が上昇する．
- 血中フェニルアラニン濃度が 15 mg/dL 以上の場合，先天性心疾患の発生率が一般に比して，10 ～ 15 倍に上昇する．
- 一方で，血中フェニルアラニン濃度が低値にコントロールされている場合は胎児異常の発生率が低下する．6 mg/dL 未満だと胎児異常の発生率は一般と同等である．
- 妊娠初期の血中フェニルアラニン濃度が 15 mg/dL 以上の場合は，ハイリスク妊娠と考えられ，より慎重な胎児心臓スクリーニングが必要である．

3 妊娠中の teratogen の曝露

3.1 薬剤

- 薬剤には，心疾患を含めた何らかの胎児形態異常を引き起こす（teratogen を認める）ものがある（表2）．
- 妊娠9週までの服用は，主に形態異常を引き起こし，妊娠10週以降は，機能異常・胎児毒性を引き起こす可能性がある．
- 胎児心臓に影響を及ぼす可能性のある投薬を受けた妊婦は，ハイリスク妊娠として，より慎重なレベルⅠの胎児心臓スクリーニングもしくはレベルⅡ（心精査）が必要である．

表2 心臓に teratogen の可能性のある薬物

アルコール
アンフェタミン
抗てんかん薬
リチウム
ビタミンA
ワーファリン
アンギオテンシン変換酵素阻害薬，アンギオテンシンⅡ受容体拮抗薬
パロキセチン（SSRI）
NSAIDs

1 アルコール

- teratogen をもたらす物質として最も早くから認識されていた薬物である．
- 妊娠中のアルコール摂取により生じる胎児アルコール症候群は，特異的顔貌，胎児発育不全，中枢神経障害の3つを満たした場合に診断される．
- 形態異常を合併することもあり，先天性心疾患としては，心房中隔欠損，心室中隔欠損，大血管の異常，円錐動脈管の異常が知られている．
- その他，骨，腎，眼の形態異常が起こりうる．
- 胎児アルコール症候群の発症閾値はなく，アルコール摂取の安全閾値は存在しない．

2 抗てんかん薬

- 妊娠初期のフェニトイン，バルプロ酸，カルバマゼピン服用により，先天性心疾患が1.8%に増加する．
- 一方で，ラモトリギンやレベチラセタムは，先天性疾患のリスクが低い．

3 リチウム

- 過去には，妊娠初期のリチウム服用により，先天性心疾患が8%に増加するといわれていた．しかし，その後の調査で，リチウム服用と先天性心疾患の増加は関連しないことが報告されている．
- 歴史的経緯より，リチウムを服用している妊婦はハイリスク妊娠として扱ってもよいかもしれない．

3 ハイリスク妊娠　109

4 ビタミンA

- 妊婦のビタミンA摂取による胎児へのteratogenは証明されていない.
- しかし，光学異性体（鏡面関係にある異性体）であるイソトレチノイン（皮膚病治療薬）が，強力なteratogen（あらゆる形態異常が報告されている）を持つため，理論上の考察から，大量（5,000単位／日以上）に摂取しないように勧められている.

5 ワーファリン

- ワーファリンの服用により，9%の胎児が永続的な形態異常をきたし，17%が胎児死亡に至る.
- 妊娠初期のワーファリンの服用により，ワーファリン胎芽病（鼻骨の低形成，平坦な顔，点状軟骨異形成症）を引き起こす可能性がある.
- ワーファリン胎芽病の発生には，期間および容量依存が認められ，妊娠6～9週に5mg以上のワーファリンを服用した場合に発生する可能性がある.
- 妊娠第2～3期のワーファリンの服用により，中枢神経正中形態の異常（脳梁欠損，ダンディ・ウォーカー症候群，視神経萎縮など）が発生することがある.
- 以上より，妊娠中に抗凝固薬が必要な場合は，胎盤通過性のないヘパリンや低分子ヘパリンに切り替える.

6 その他，teratogenを有する薬剤

① ACE拮抗剤（angiotensin-converting enzyme inhibitors）

- 妊娠初期の服用により，先天性心疾患が有意に増加する（オッズ比：50，95%信頼区間；1.62-3.87）.
- 関連する先天性心疾患として，心室中隔欠損や動脈管開存が多いが，これらを胎児期に診断するのは困難なことが多い.
- 妊娠中期～後期の服用により，不可逆的な腎障害，羊水過少を引き起こすことがある.

② パロキセチン

- 選択的セロトニン再取り込み阻害薬（selective serotonin reuptake inhibitors：SSRI）には様々な種類のものがあるが，心臓へのteratogenが報告されているのはパロキセチンのみである.
- 妊娠初期のパロキセチンの服用により，先天性心疾患が1.7倍増加したとの報告があるが，増加しない報告もある.
- 妊娠第20週以降のパロキセチン服用は，新生児遷延肺性高血圧の発生率が6倍（0.6～1.2%）に高まる.
- パロキセチンの服用中止により，うつ病が68%増悪する一方，新生児遷延肺性高血圧の絶対リスクは0.6～1.2%であり約99%は発症しないことを考慮しながら，服用を中止すべきかどうかを十分に吟味する.

③ NSAIDs（非ステロイド系抗炎症薬）

- 妊娠初期の服用により，わずかに先天性心疾患が増加する（1.86倍）.
- 妊娠後期（妊娠28週以降，特に32週以降）の服用により，動脈管の早期閉鎖が起こることが知られている．連日（48時間以上）服用する場合には，ドプラ検査による動脈管の血流評価を行う.
- NSAIDsの服用だけでなく，湿布の貼付によっても動脈管の早期閉鎖が報告されている．胎児期に動脈管早期閉鎖を認めた時には，湿布外用の有無についても問診を行った方がよい.

3.2 感染症

- 妊娠初期の風疹罹患は，心疾患だけでなく，白内障や緑内障，感音性難聴を特徴とした先天性風疹症候群の原因になる．
- 先天性風疹症候群の発症リスクは感染時の妊娠週数が進むにつれ減少する．
- 妊娠4〜6週で100%，7〜12週で80%，13〜16週で45〜50%，17〜20週で6%，20週以降では0%
- その他ウイルスについては，妊娠中の罹患と胎児の先天性心疾患との因果関係について十分にわかっていない．感染症罹患に付随して起こる発熱が，妊娠初期に起これば先天性心疾患のリスクを上昇する．
- ウイルス罹患後に胎児腔水症や胎児水腫を認めた場合は，レベルⅡ（心精査）の適応であり，特に心筋炎について精査を行う．

3.3 放射線

- 放射線被曝による胎児への確定的影響には，流産，死産，胎児発育不全，小頭症，精神発達遅滞，発がんがある．
- 胎児に対する放射線の確定的影響は，被曝時期と被曝線量に依存している．妊娠2〜10週に100 mSv（Sv：シーベルト）以上の被曝で流産・胎児形態異常の発生率が上昇し，妊娠10〜27週までは，500 mSv以上の被曝で精神発達遅滞の発生率が上昇する．
- 日本産婦人科診療ガイドラインでは，妊娠中50 mSvまでの被曝は安全と記載されている[4]．

4 胎児異常

4.1 子宮内胎児発育不全（fetal growth restriction：FGR）

- 日本では，胎児体重基準値を用いて超音波検査による推定体重が− 1.5 SD以下をFGRと診断することが多い．
- FGRの原因には，家族背景（体質），胎児因子，胎盤や臍帯などの胎児付属物因子，母体因子がある．FGRの約10%は先天性心疾患を含めた形態異常を伴うため，より慎重な胎児心臓スクリーニングが必要である．

4.2 discordant twin

- 多胎妊娠で，胎児の体重差が，大きい胎児の25%以上を呈した場合，discordant twinと診断される．
- 双胎は，2絨毛膜2羊膜双胎，1絨毛膜2羊膜双胎，1絨毛膜1羊膜双胎に分類される．
- 1絨毛膜双胎においては，双胎間輸血症候群（twin-to-twin transfusion syndrome：TTTS：5〜15%），discordant twin（5〜10%），一児死亡（3〜5%）など2絨毛膜双胎に比較して，予後不良な疾患の頻度が高い．
- 1絨毛膜双胎は，先天性心疾患の発生率が2〜9%と高く，より慎重な胎児心臓スクリー

ニングが必要である.

- discordant twin の代表疾患に TTTS がある. TTTS は，1 絨毛性双胎で，一方の児（受血児）が羊水過多でかつ他方の児（供血児）が羊水過少の際に診断される.
- TTTS により，受血児は胎児水腫，心筋肥厚（肥大型心筋症），心嚢液の貯留を認めることがある.
- 受血児の約 10% に右室流失路の狭窄（肺動脈狭窄）が認められる. この変化は，胎児鏡下胎盤吻合血管レーザー凝固術によって発生頻度が低下する.

4.3 nuchal translucency 陽性

- nuchal translucency（NT）とは，妊娠初期の胎児超音波検査で胎児の後頭部に存在する低エコー域のことである.
- NT の肥厚は正常胎児にも認められるが，胎児の染色体異常や胎児形態異常，特に先天性心疾患に関連することがある.
- NT の計測は，正しい条件下で行うことが重要である（**表3**）. NT 値は，**表3** の条件をすべて満たした上で，計測されなければならない[5].
- 国際的には，NT の計測は，ライセンスを持った医師・技師で行うべきとされている[5].
- NT の基準値は週数により異なるが，概して 95 パーセンタイルは 3.0 mm に相当し，99 パーセンタイルは 3.5 mm に相当する.
- NT 値が大きいほど，胎児染色体異常，胎児形態異常や胎児死亡の確率が上昇する.
- 先天性心疾患の確率も，NT 値が大きいほど上昇する[6]（**表4**）.
- 一般的には，NT 値が 3.0 mm 以上でレベル II（心精査）の対象とされ，NT 値が 3.5 mm 以上ではレベル II（心精査）が強く勧められる.

表3　NTの計測条件

超音波装置は，ビデオループ機能を有し，計測は小数点 1 桁まで測れる機器を使用し，高周波プローブを用いて計測すること.
①NT 計測する週数は妊娠 11 週 0 日〜13 週 6 日で，胎児 CRL は 45〜84 mm である.
②胎児の正中断面を描出し，NT は胎児が中立の胎勢にいる時に計測する. 胎児頸部が伸展し過ぎていると測定値は実際よりも大きくなり，逆に頸部を屈曲していると測定値は小さくなる.
③画像の拡大は胎児頭部と上胸部がスクリーン全体を占めるように設定する（**図1**）. 常に計測は，0.1 mm といったわずかなキャリパーの動きに対応させる.
④皮膚と頸椎表面の軟部組織との間（透過領域）で NT の最大厚を計測する.
⑤胎児皮膚と羊膜を鑑別することは重要である.
⑥NT を定義するライン上にキャリパーを置かなければならない（**図1**）. キャリパーの横棒を，NT 内でなく境界線に同化して見えなくなるような部位に置く（ON to ON）. 画像を拡大する際，ゲインを下げるように調節する.
⑦2 回計測を行い，最大計測値を採用する.
⑧頸部に臍帯巻絡がある場合，その上下を測定し，平均を取る.

図1　NTの計測

中立の胎勢で，皮膚と頸椎表面の軟部組織との間（透過領域）で最大厚を，キャリパーの横棒をNT内でなく境界線に同化して見えなくなるような部位に置いて（ON to ON）計測する．

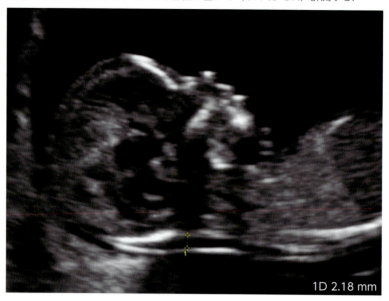

表4　NT値と先天性心疾患の発生率

NT値	心疾患の発生率
95パーセンタイル	1〜3%
99パーセンタイル	3〜6%
4.5〜6.4 mm	8%
6.5〜8.4 mm	19%
>8.5 mm	64%

4.4　胎児不整脈

- 頻脈性不整脈の場合，心形態異常を認めることは少ない．
- 徐脈性不整脈の房室ブロックは，約1/3〜1/2が先天性心疾患（多脾症や修正大血管転位が多い）に起因する．
- いずれの場合も，不整脈のメカニズム検索としてのレベルⅡ（心精査）の適応である．

4.5 心外形態異常・胎児染色体異常

- 心臓以外に形態異常が見つかった場合，先天性心疾患が 20 ～ 45% に認められる（**表5**）．
- 胎児に染色体異常を認めた場合も，先天性心疾患の可能性が高くなる．染色体異常の違いにより，心疾患のタイプと発生率が異なる（**表6**）．
- 心外形態異常や染色体異常が認められた胎児は，より慎重なレベルⅠの胎児心臓スクリーニングもしくはレベルⅡ（心精査）が必要である．

表5 心外形態異常と先天性心疾患の発生率

心外形態異常	心疾患の発生率
中枢神経疾患	5 ～ 15%
呼吸器系	4 ～ 10%
消化管系	4 ～ 15%
泌尿器系	5 ～ 13%
筋・骨格筋系	5 ～ 16%
心外形態異常　全体	20 ～ 45%

表6 主な染色体異常と先天性心疾患の発生率

染色体異常	関連する心疾患	発生率
13 トリソミー	心室中隔欠損，心房中隔欠損，内臓逆位，左心低形成症候群，房室中隔欠損，ファロー四徴症，大動脈離断・縮窄	90%
18 トリソミー	心室中隔欠損，両大血管右室起始，大動脈離断・縮窄，肺動脈狭窄，大動脈二尖弁	99%
21 トリソミー	房室中隔欠損，心房中隔欠損，心室中隔欠損，ファロー四徴症，大動脈離断・縮窄，肺動脈閉鎖	50%
45, X	大動脈二尖弁，大動脈弁狭窄，大動脈離断・縮窄，心室中隔欠損，心房中隔欠損	20%
4p-	心房中隔欠損，心室中隔欠損	40%
5p-	心室中隔欠損	30%

ワンポイントアドバイス ： 薬剤内服の説明について

一般の方は，「どんな薬も胎児に異常・悪影響をもたらすもの」と思っているようだ．妊娠中に薬剤を投薬されている妊婦に，どのように説明したらいいだろうか？

妊娠中の薬剤投与による胎児への影響を考える場合，投与時期がきわめて重要である．そのうえで，その時期に応じた説明を行う．妊娠の時期における薬剤の胎児への影響については，下記の通りである．

①受精前あるいは受精から2週間（妊娠3週末）まで：着床期

▸ ごく少数の薬剤を除き胎児形態異常の発生率は増加しない．この時期の胎芽に与えられたダメージは胎芽死亡（流産）を引き起こす可能性はあるが，死亡しなければダメージは修復され胎児形態異常は起こらない（all or non）．

②妊娠4週以降9週末：胎芽期

▸ この時期は，器官形成期であり，薬剤に対して感受性が高く，teratogen が理論的には問題になり得る時期である．しかし，teratogen が証明された薬剤，特に先天性心疾患を引き起こす薬剤は少ない．

③妊娠10週以降：胎児期

▸ 大きな胎児形態異常は起こさないが，妊娠13週までは小さな胎児形態異常を起こしうる．妊娠13週以降は，胎児機能障害・胎児毒性を引き起こす可能性のある薬剤がわずかにある．

しかし，teratogen があることがわかっていても，投薬を中止することにより，母体・胎児にそれ以上の悪影響が出現することもあり，投薬を中止・差し控えてはならない薬剤もある．その場合は，服薬の重要性を妊婦に説明する．また，一般に認められる胎児疾患のベースラインリスク（3～5%）についても妊婦に説明する必要がある．そもそも，薬物による先天性心疾患に対する teratogen に関しては，リスクが上昇しても絶対リスクはベースラインリスクと比較してわずかな上昇であり，治療可能な心疾患であることが多い．

引用文献

1) Buyon J, et al: Surveillance and Treatment to Prevent Fetal Atrioventricular Block Likely to Occur Quickly (STOP BLOQ) . Clinical Trials. gov. Identifier: NCT04474223

2) Friedman DM, et al: Utility of cardiac monitoring in fetuses at risk for congenital heart block: the PR Interval and Dexamethasone Evaluation (PRIDE) prospective study. Circulation 117: 485-493, 2008

3) Cuneo BF, et al; Home Monitoring for Fetal Heart Rhythm During Anti-Ro Pregnancies. J Am Coll Cardiol. 16:1940-1951.2018

4) 日本産科婦人科学会，他：CQ103 妊娠中の放射線被曝の胎児への影響についての説明は？　産婦人科診療ガイドライン　産科編 2023: 62-64, 2023

5) Nicolaodes KH: The 11–13+6 weeks scan. Fetal Medicine Foundation, 2004

6) Ghi T, et al: Incidence of major structural cardiac defects associated with increased nuchal translucency but normal karyotype. Ultrasound Obstet Gynecol 18: 610-614, 2001

参考文献

1) 日本胎児心臓病学会，他：胎児心エコー検査ガイドライン（第2版）．日本小児循環器学会雑誌 37:S1.1-S1.57, 2021

2) Donofrio MT, et al: Diagnosis and treatment of fetal cardiac disease: a scientific statement from the American Heart Association. Circulation 129: 2183-2242, 2014

3) Abuhamad AZ. et al.,: A Practical Guide to Fetal Echocardiography: Normal and Abnormal Hearts, 4th edition. LWW, 2022

検査手順と報告書

1 検査手順

1 レベルⅠの対象，回数と時期

- レベルⅠ（胎児心臓スクリーニング）は，原則としてすべての妊婦を対象とする．
- 妊娠18〜20週前半までと，妊娠28〜30週の計2回の検査を行うこと が望ましい．
- 検査者は，妊婦健診を行う産科医，もしくはレベルⅠの経験を有する臨床検査技師，診療放射線技師，看護師，助産師である．

2 患者入室前

- 初診時ないしは スクリーニング時における同意書は必要である ．
- 患者カルテから妊娠週数と予定日，妊娠歴，既往歴などを確認する．
- 再来患者の場合は以前のレポートを確認する．

3 検査開始前

- 被検者がひとりで来院しているのか，同伴者と来院しているかどうか確認する．
- 入室時の様子を観察する．
  - ▸ 悪い検査を勝手に予測して不安になっていないか
- 検査について説明する（検査結果を，いつ，だれが説明するのか，など）．
- バスタオル，タオルケットなどで腹部の体温調節を行う，下腹部にペーパータオルを用いゼリーが付かないようにするなど，配慮しながら準備をする．
- 仰臥位が苦しい場合は側臥位を勧める．

4 検査の手順

手順

① 患者の右側に立ち，ベッドの高さを調整する．右手でプローブを持ち，左手でエコー装置を操作する（**図1**）．

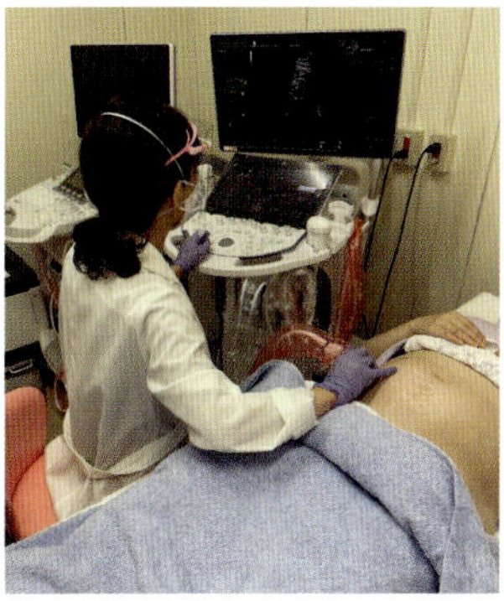

② 胎児の長軸断面を描出し，胎児の頭側が画面の右側にくるようプローブを操作する． ➡ **22頁**

③ プローブを反時計方向に90度回転させ，胎児胸部の水平断面を描出する． ➡ **22頁**

④ 水平断面で，胎児の左右を確認する．胎児の脊柱を時計の12時とすると，3時の方向が胎児の左側になる． ➡ **23頁**

⑤ プローブを尾側にスライドさせ，胎児の腹部水平断面を確認する． ➡ **24頁**

⑥ 腹部水平断面で，胃が胎児の左側（3時方向）にあることを確認する． ➡ **24頁**

⑦ プローブを頭側にスライドさせ，心尖が胃と同じ左側にあることを確認する． ➡ **24頁**

⑧ プローブを胎児の頭側にスライドさせ，四腔断面像を描出する． ➡ **26頁**

⑨ 四腔断面からプローブを胎児の頭側に傾け，後方の左心室から大動脈が起始することを確認する．
さらにエコーの断面を胎児の頭側に傾け，前方の右心室から肺動脈が起始することを確認する． ➡ **27頁**

⑩ 大動脈と肺動脈が交差する（spiral）ことを確認する． ➡ **27頁**

⑪ 不明な点があれば担当医による確認を依頼する．

図1 エコー装置の操作

ワンポイントアドバイス

レベルⅠスクリーニングにおいて，three-vessel-trachea view まで連続的に観察することで精度が向上する（ガイドライン CQ2 参照）．また，カラードプラの使用も推奨されている（CQ1 参照）（➡ **4頁**）．

5 検査終了後

- 検査が問題なく終了したことを告げて，腹部のゼリーを拭き取る（配慮しながら）．
- 検査結果の説明を，いつ，だれが行うかを，改めて案内する．
- 報告書を作成する．

> **ワンポイントアドバイス　異常所見があるもしくは疑われる場合**
> ①検査者が産科医の場合：胎児心エコーの経験豊富な産科医もしくは小児科医（通常は胎児心エコー認証医）に検査を依頼する．
> ②検査者が医師以外（主に臨床検査技師）の場合：フローチャートが有用である（図2）．

図2 レベルⅠ（胎児心臓スクリーニング）異常所見時のフローチャート

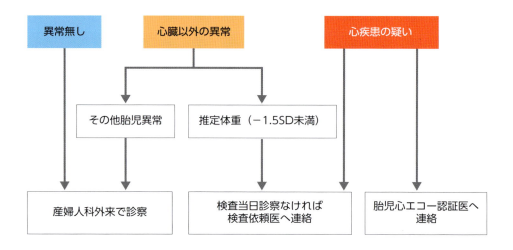

Ⅸ 検査手順と報告書

2 報告書

1 報告書の構成

● 報告書は検査内容によって構成が異なるが，**表1**を参考にされたい．
● レベルⅠ（胎児心臓スクリーニング）の報告書は，レベルⅡ（心精査）の報告書と別のテンプレートを用意しておく ことが望ましい．
● 各施設によって十分に検討し，わかりやすく，使いやすい報告書を作成する．

表1 胎児心臓スクリーニング（レベルⅠ）報告書の構成の例

①	患者情報　妊娠週数，BPD，FL
②	胃泡の位置（右・左）
③	心尖の位置（右・左）
④	Cardiac position（正常・異常）
⑤	心臓軸（正常・異常）（　　）度
⑥	心臓の大きさ（正常・小さい・大きい）TCD（　　）mm，CTAR（　　）%
⑦	左右心房のバランス（正常・右>左・右<左）
⑧	左右心室のバランス（正常・右>左・右<左）
⑨	心室中隔（正常・異常）
⑩	左右心室の収縮（正常・異常）不整脈（有・無）心拍数（　　）
⑪	左右心室流出路 　　2本の大血管を確認（正常・異常） 　　大血管のバランス（正常・異常） 　　大血管が交差している（正常・異常）
⑫	最終判定

2 報告書作成のポイント

- レベル I（胎児心臓スクリーニング）の報告書は，正常と異常を区別することが目的である．このため報告書の内容は簡潔にし，記入しやすい形式とするのがよい．

1 患者情報

- ID，氏名の他に妊娠週数，これまでの妊娠歴が必要である．
- 胎児情報として BPD，FL の記載があれば正常値との比較ができる．

2 検査目的

- スクリーニングを選ぶ．

3 計測値・指標記載

- 検査はレベル I の手順にそって行う．
- レベル I はスクリーニングのため，記載は「正常・異常・確認できず」といった選択式の記入にするとよい．
  - ▸ 境界域の症例をレベル II 施設に紹介するかどうか判断に迷った時のために，計測値に FL，BPD から得られる正常値との比較（Z-score）が表記されるようにしておくと，判定の参考になり便利である．
- 正常と異常が判別しやすいように記入位置を揃えると見やすい．

4 最終結果の記載

- 最終結果の記載も正常・異常とする．再検査が必要かレベル II 施設への紹介が必要か明記する．

5 コメント欄

- 再検査の場合，どの断面の再検査が必要かを記載し，次回の検者に申し送る．

> 具体例
> 「四腔断面は正常で左室流出路も確認できましたが右室流出路は確認できなかったので，次回確認してください．」
> 「胎位のため判断できる画像が描出できませんでした．」

6 写真添付

- 異常をうまく表現できない時は直接画像を添付すると伝わりやすい．

7 診断名の記載

- レベル I はスクリーニングであるので正常か異常かの判定で十分である．

8 検者・確認医師のサイン

- 報告者の記載に不備があった場合や依頼医師からの問い合わせがあった場合は検証が必要

であるので検者のサインは必要である.

- 医師が最終確認をする場合も医師・検者サインが必要である.

図 1 **報告書の実例(心臓スクリーニング(妊娠 26~28 週)　検査者:臨床検査技師)**

福山市民病院では,中期(18~20 週),心臓(26~28 週),後期(30~32 週)の 3 回,臨床検査技師によるスクリーニングを行っている.提示したのは心臓スクリーニングの報告書であるが,心臓以外の胎児計測項目も含まれている.項目は施設ごとに検討して決定するのがよい.

胎児【心臓】スクリーニング超音波検査　検査日:　　　　依頼医:

ID:　　　　　名前:　　　　　生年月日:

◇出産予定日:　　年　　月　　日　　◇妊娠週数:　　週　　日

◇胎児計測

【BPD】＿＿mm、±1.5以上SD　【AC】＿＿mm、±1.5以上SD　【FL】＿＿mm、±1.5以上SD

【EFBW】＿＿＿＿＿＿g、±1.5以上SD　(JSUM)

◇全身

浮腫　　　　□なし　☑あり

胃胞の位置　□左　　☑右　　☑その他(コメント赤字　　　　)

◇胸部(2D 画像)

胎児心拍数(FHR)＿＿＿/分

不整脈　　　　　□なし　☑あり　　(コメント赤字　　　)

心臓の位置と軸　□正常　☑所見あり(コメント赤字　　　)

心臓の大きさ　CTAR 40 以上 %　(<40%)、　　TCD＿＿mm(<週数mm)

心拡大　　　　□なし　☑あり

四腔断面　　　　　□正常　☑所見あり(コメント赤字　　)

下行大動脈の位置　□正常　☑所見あり(コメント赤字　　)　☑描出不良

下大静脈の位置　　□正常　☑所見あり(コメント赤字　　)　☑描出不良

左室流出路　　　　□正常　☑所見あり(コメント赤字　　)　☑描出不良

右室流出路　　　　□正常　☑所見あり(コメント赤字　　)　☑描出不良

3-vessel-view　　□正常　☑所見あり(コメント赤字　　)　☑描出不良

Aortic arch　　　□正常　☑所見あり(コメント赤字　　)　☑描出不良

PLAS index　　　1.27 以上(<1.27)

胸水　　　　　　□なし　☑あり

◇胸部(カラー画像)

弁の異常　□なし　　☑あり　　(コメント赤字　　　)

心室中隔　□所見なし☑所見あり(コメント赤字　　　)　☑描出不良

肺静脈　　□所見なし☑所見あり(コメント赤字　　　)　☑描出不良

◇羊水(MVP)　□正常(2-8 cm)　☑過少(赤字 cm)　☑過多(赤字 cm)

【特記所見】

検査者:＿＿＿＿＿＿＿＿＿＿

福山市民病院　生理機能検査室

索引

あ
アラジール症候群 ……………………… 106
アルコール ……………………………… 108

い
一次中隔 ………………………………… 88
胃泡 ……………………………………… 24

う
ウィリアムス症候群 …………………… 106
右胸心 …………………………………… 39
右室流出路 ………………………… 27, 48
右側大動脈弓 …………………… 25, 57, 58
右房圧 …………………………………… 86
右房血流依存型 ………………………… 95

え
エコーシャドー ………………………… 26
エプスタイン奇形 ………………… 41, 43

お
横隔膜ヘルニア ………………………… 94

か
拡張型心筋症 ……………………… 42, 44
下行大動脈 ………………………… 24, 25, 29
下大静脈 …………………………… 29, 24
カラードプラ …………………………… 18
ガレン大静脈瘤 ………………………… 42
完全房室ブロック ……………………… 73

き
期外収縮 ………………………………… 65
筋性部欠損 ……………………………… 60

く
クリニカル・クエスチョン …………… 4

け
ゲイン …………………………………… 14
血管輪 …………………………………… 58
欠損孔 …………………………………… 62
検査手順 ………………………………… 116

こ
抗 SSA 抗体 ……………………… 72, 107
膠原病 …………………………………… 107
抗てんかん薬 …………………………… 108
コマ送り ………………………………… 17
混合 ……………………………………… 95
混合血流依存型 …………………… 94, 96
コンベックス型 ………………………… 9

さ
teratogen ……………………………… 108
左室流出路 ………………………… 27, 48
左心低形成症候群 ………… 36, 44, 92, 96
左房圧 …………………………………… 86
左房血流依存型 ………………………… 96
左右心室内径 …………………………… 35
左右の確認 ……………………………… 22
左右流出路 ……………………………… 27
三尖弁閉鎖 ……………………………… 95

し
シェーグレン症候群 ……………… 72, 107
子宮内胎児発育不全 …………………… 110
四腔断面 …………………………… 24, 26, 27
児頭大横径 ……………………………… 31
重症大動脈狭窄 ………………………… 92
重症肺動脈狭窄 ………………………… 93
修正大血管転位 …………… 41, 51, 53, 73, 112
周波数 …………………………………… 13
純型肺動脈閉鎖 ……………………… 43, 93
上行大動脈 ……………………………… 51
上室頻拍 …………………………… 75, 76
上大静脈 ………………………………… 51
静脈管 ……………………………… 86, 88
静脈管依存性心疾患 …………………… 97
静脈管無形成 …………………………… 42
初期設定 ………………………………… 19
徐脈性不整脈 …………………………… 112
心外形態異常 …………………………… 113
心拡大 …………………………………… 42
心機能評価 ……………………………… 79
心胸郭断面積比 …………………… 31, 34
心室拡張機能評価 ……………………… 83
心室拡張末期 …………………………… 31
心室収縮機能評価 ……………………… 82
心室中隔欠損 ……………… 45, 58, 59, 98
　分類 …………………………………… 64
心室性期外収縮 …………………… 68, 69
心室内径短縮率 ………………………… 82
心室頻拍 …………………………… 75, 77

心周囲長		31, 33
新生児循環		90
心尖（部）		28
心臓の位置		28
心臓の軸		30
心断面積		31, 32
心内膜線維弾性症		73
心拍出量		80
心房収縮		69
心房性期外収縮		68
心房粗動		75, 77
心房中隔欠損		58, 98

す
水平断面		23
ズーム		16
ズーム機能		16

せ
正中心		41
セクタ型		9
全身性エリテマトーデス		72, 107
センターライン		29, 40, 44
先天性横隔膜ヘルニア		40
先天性上気道閉塞症候群		99
先天性肺気道奇形		40
先天性風疹症候群		110
仙尾部奇形腫		42

そ
走査線		9
総心横径		31, 32
双胎間輸血症候群		42, 110
総肺静脈還流異常		97
僧帽弁閉鎖不全		44

た
大血管転位		46, 51, 94
胎児アルコール症候群		108
胎児循環		86
胎児徐脈		72
胎児心エコー検査ガイドライン		2
胎児水腫		73
胎児染色体異常		113
胎児の三短絡		87
胎児頻脈性不整脈		75
胎児不整脈		65, 112
大腿骨骨幹長		31
大動脈		46, 47
大動脈弓		55

大動脈弓異常		57
大動脈弓離断		54, 58
大動脈峡部		86, 88
大動脈血流依存型		92
大動脈縮窄		51, 54, 57, 92
大動脈閉鎖		92
大動脈弁輪（内）径		35
ダイナミックレンジ		14
胎盤依存性疾患		99
多脾症		73, 112
単心室		39, 93, 98

ち
中心静脈圧		81
重複大動脈弓		58

と
洞性徐脈		72, 74
糖尿病		106
動脈管		86, 87, 94
動脈管依存性心疾患		92
動脈管開存		58, 98
動脈管早期閉鎖		109
等容拡張時間		80
等容収縮時間		80

な
内臓逆位		38
内臓錯位		38

に
二次中隔		88
妊娠週数		31
妊娠中絶		

の
脳動静脈シャント疾患		42

は
パーシステンス		17
肺血管抵抗		98
肺高血圧型		94
肺静脈		18
肺低形成		42
肺動脈		46, 47, 51
肺動脈血流依存型		93
肺動脈弁輪（内）径		35
肺分画症		40
ハイリスク妊娠		105
発生頻度　先天性心疾患		100

	パロキセチン	109

ひ
非ステロイド系抗炎症薬	109
肥大型心筋症	110
ビタミンA	109
左冠動脈肺動脈起始症	98
左鎖骨下動脈起始異常	58
左肺動脈右肺動脈起始	58
頻脈性不整脈	112

ふ
ファロー四徴症	25, 36, 45, 47, 58, 93
フェニルケトン尿症	107
腹部断面	24
フレームレート	15
プローブ	9
動かし方	11
置き方	10
傾ける	12
スライドする	12
回す	6
持ち方	10

へ
ヘモグロビンA	86
ヘモグロビンF	86

ほ
報告書	119
房室結節	68
房室中隔欠損	73, 98
房室伝導時間	74
房室ブロック	72, 107, 112
房室弁逆流	82
房室弁流入波形	83
放射線	110

ま
膜様部中隔欠損	61

む
無脾症	39

や
薬剤内服	114

ら
卵円孔	86, 88, 94, 96
卵円孔の短絡方向	97

卵円孔依存性心疾患	95

り
リチウム	108
両大血管右室起始	45, 93

れ
レベルⅠ	2, 21
レベルⅡ	2

わ
ワーファリン	109

A
ACE拮抗剤	109
angiotensin-converting enzyme inhibitors	109
atrial wave(A波)	83
atrioventricular valve regurgitaton: AVVR	82

B
bilateral parietal diameter: BPD	31
Bland-White-Garland 症候群	98
blocked PAC	68

C
cardiac area	32
cardiac axis	30, 41
cardiac circumference	33
cardiac position	28, 40
cardiomegaly	
cardiothoracic area ratio: CTAR	31, 34
cardiovascular profile score: CVPS	83
combined cardiac output: CCO	80
congenital pulmonary airway malformation：CPAM	40
congenital diaphragmatic hernia: CDH	40
congenital high airway obstruction syndrome: CHAOS	99

D
depth	15
dextrocardia	39
diameter 法	34
dilated cardiomyopathy: DCM	42
discordant twin	110
double outlet right ventricle	45
dP/dt	82
ductus arteriosus: DA	86
ductus venosus: DV	86

E

early wave（E 波）		83
ellipse 法		34
endocardial fibroelastosis: EFE		73
ex utero intrapartum therapy: EXIT		99

F

femoral diaphysis length: FL		31
fetal growth restriction: FGR		110
foramen ovale: FO		86
fractional shortening: FS		82

G

gestational age: GA		31

H

hypoplastic left heart syndrome: HLHS		44

I

isovolumetric contraction time: ICT		80
isovolumetric relaxation time: IRT		80

L

left ventricular cardiac output: LVCO		80
long VA		76

M

mesocardia		41
mitral regurgitation: MR		44
mixing		96
myocardial performance index: MPI		80
M モード法		66

N

notch		81
NSAIDs		109
nuchal translucency		111
Nutmeg Lung		91

O

O shape		58

P

parallel		46
PA sling		58
preload index: PLI		81
premature atrial contraction: PAC		68
premature ventricular contraction: PVC		68
P 点		28, 29, 40

Q

QT 延長症候群		72, 74

R

right ventricular cardiac output: RVCO		80

S

short VA		76
spiral		27, 47
steal 現象		98

T

Tei index		80
tetralogy of Fallot: TOF		45, 47
three-vessel trachea view		2, 50
three-vessel view		2, 44, 48, 51
total cardiac dimension: TCD		31, 32
transposition of great arteries: TGA		46
twin-to-twin transfusion syndrome		42, 110

U

U shape		58

V

V shape		58
vascular ring		58
velocity time integral: VTI		80
ventricular septal defect: VSD		45, 59

W

WPW（Wolf-Parkinson-White syndrome）症候群		
		76

Z

Z スコア		31

他

22q11.2 欠損症候群		106
2 段脈		71
9 shape		58

ガイドラインに基づく　胎児心エコーテキスト　スクリーニング編　第2版

2016 年 7 月 15 日　　第 1 版第 1 刷
2017 年 3 月 10 日　　第 1 版第 2 刷
2024 年 12 月 15 日　　第 2 版第 1 刷　ⓒ

監修 …………… 稲村　昇　INAMURA, Noboru
発行者 ………… 宇山閑文
発行所 ………… 株式会社金芳堂
　　　　　　　　〒 606-8425 京都市左京区鹿ケ谷西寺ノ前町 34 番地
　　　　　　　　振替　01030-1-15605
　　　　　　　　電話　075-751-1111(代)
　　　　　　　　https://www.kinpodo-pub.co.jp/
印刷・製本 …… シナノ書籍印刷株式会社

落丁・乱丁本は直接小社へお送りください．お取替え致します．

Printed in Japan
ISBN978-4-7653-2015-3

JCOPY ＜(社)出版者著作権管理機構 委託出版物＞
本書の無断複写は著作権法上での例外を除き禁じられています．複写される
場合は，そのつど事前に，(社)出版者著作権管理機構(電話 03-5244-5088,
FAX 03-5244-5089, e-mail: info@jcopy.or.jp)の許諾を得てください．

●本書のコピー，スキャン，デジタル化等の無断複製は著作権法上での例外
を除き禁じられています．本書を代行業者等の第三者に依頼してスキャンや
デジタル化することは，たとえ個人や家庭内の利用でも著作権法違反です．